AQUARIUS

AQUARIUS

AQUARIUS

AQUARIUS

Catcher

一如《麥田捕手》的主角，
我們站在危險的崖邊，
抓住每一個跑向懸崖的孩子。
Catcher，是對孩子的一生守護。

我期待
過動兒
被賞識的那一天

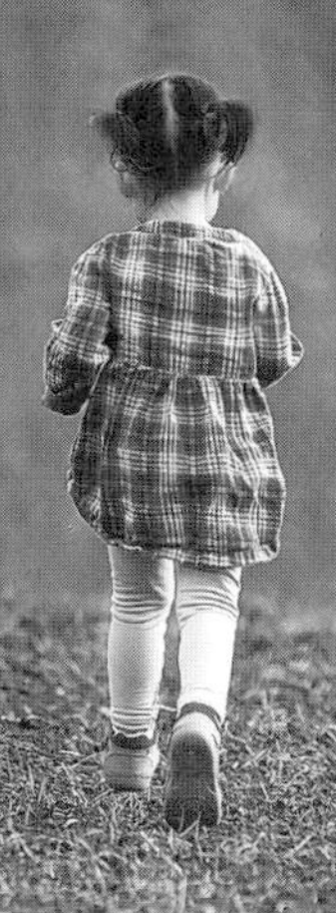

李佳燕醫師——著

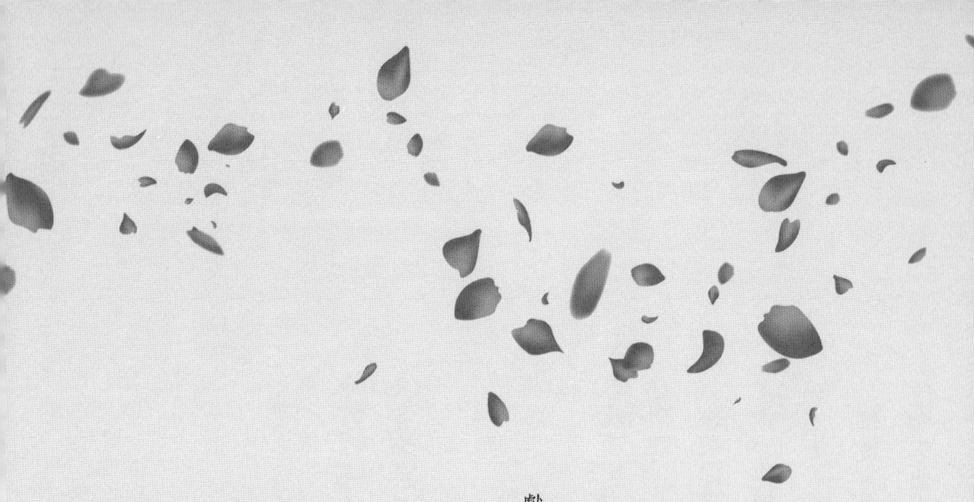

獻給與我背靠背相挺的革命戰友

幸佳慧

【特別企劃】

當老師說：「你的孩子是過動兒，去看診吧！」父母怎麼辦？

當有一天，老師對你說：「你的孩子是過動兒，去看診吧！」身為父母的你，該如何是好？

如果你早已懷疑孩子是過動兒，也聽老師這樣說，且不只一位老師這樣說時，自然需要求診一位願意認真瞭解孩子、傾聽孩子的兒童心智科醫師，讓你們一起找到能幫助孩子的好方法。

但更常見的情況是，家長在毫無預兆之下，聽到老師說孩子是過動兒，要求帶去看診，這當下簡直如晴天霹靂，世界頓時變成黑暗；另外，也有些家長感覺錯愕，非常不以為

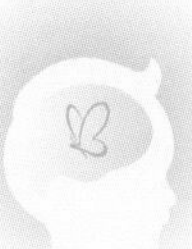

然。

我的建議是請先擦乾淚水，穩定情緒。接著，**請先重新仔細思考，你所認識的這位老師，是什麼樣的人格特質**。是溫和、有耐心、循循善誘型的老師？是可以接納孩子各種不按牌理出牌的舉措，是秉持開放與尊重態度，允許學生自由發揮的老師？還是嚴肅、一板一眼、規矩多、要求嚴格的老師？又或是吹毛求疵、事事求完美、有點強迫性格的老師？甚至是脾氣起伏大、容易不耐煩的老師？

因為老師也是一個有著各種性格、特質的凡人。由老師的個性，來思量老師的標準，是否可能過度了？還是值得關注？

再來，**究竟孩子的哪一些表現，讓老師會有這樣的認知**？若從老師端知道孩子發生某些事件，請先不帶譴責、有耐心地詢問孩子，傾聽孩子。孩子每一個讓老師擔心的行為，也許背後都有老師並不知曉的緣由，因此讓老師錯誤解讀了孩子的行為。事後，就可以再和老師溝通，讓老師能更理解孩子。

不過，如果孩子之前的老師，從未懷疑過孩子有過動傾向，那麼，請詢問孩子以前的老師，他所瞭解的你家孩子，**並請老師告知從過去的經驗中，與孩子互動最好的方式，好讓你能轉告現任的老師，可供老師參考**。

其他，如**孩子安親班的老師、美語補習班老師、各種才藝班的老師等等，都是可以諮詢的**

對象。

也請詢問孩子從小看診的小兒科醫師或家庭醫師，就他們所認識的孩子，給你意見，以協助你提供老師其他面向的觀察。

以上，是理想狀態之下的親師互動。如果，老師願意聽進你的說明，而調整對待孩子的態度和方式，那真是圓滿的結果，也可以想見孩子在學校的狀況，會改善不少。不過，現實往往無法如此美好、順利。

教育專業者，難免有他多年教學經驗累積下的堅持。有些老師，不願接納孩子述說的理由，認為孩子是強詞奪理或說謊；也不願意學習其他老師的方式，因為他已習慣一貫的教學與班級管理的模式，如此進行多年，要改變，實在困難。

所以，許多家長和老師溝通後，會深感挫折。曾經有一位母親告訴我，她和老師溝通到要「身心崩潰」！還有一位母親寫訊息給我，提到她被老師一再逼迫要帶孩子去看診到她想帶著孩子去尋短了！可見，家長承受壓力之巨大。

如果和老師溝通數次之後，老師仍然不動如山，甚至有些慍怒，我建議家長不要再有想改變老師見解的作為，也請體諒教育專業被家長挑戰，本就不是一件愉快的事，更何況每一個人的看法不同，老師或許就是和你觀念不同。

如果孩子在學習和交友上，並沒有困難，你也完全不認為孩子有注意力不足過動的情況。而遇到這樣的處境，**請和孩子談，談他在學校開心嗎？喜歡上學嗎？喜歡老師嗎？上學最開心的是什麼事？最討厭的是什麼事？**有些孩子上學的主要目的是和同學玩，對老師的評論並不以為意；有些孩子則對老師的另眼相看很敏感，甚至對老師產生敵意。**家長宜根據孩子的感受，來決定下一步的行動**。

對於依然喜歡上學的孩子，**若老師一再催促家長要帶孩子去看診，家長可以採取有禮貌的拖延態度**。例如這樣回覆老師：「我們最近比較忙碌，會觀察一段時間，再看看，感謝老師的關切與費心。」「我們有特別詢問從小為孩子看診的小兒科醫師（家庭醫師），醫生的看法是孩子的表現並不明顯，建議我們再觀察一段時間，多多給予孩子正向的鼓勵。我們會與老師一起協助我們的孩子，感謝老師！」等等。

不過，有些老師會說：「我們班上誰誰誰，還有誰誰誰，都去看診了啊！也吃藥了，現在表現多麼乖啊！」「這個真的沒有什麼，我的小孩也有看診吃藥啊！」如此的聲聲催促，讓家長實在很難拒絕帶孩子去看診。此時，就帶孩子去看診也可以，只是**請選擇會認真和孩子談話、互動，瞭解兒童特質，對孩子包容度高的「對的醫生」**。

當看診之後，連兒童心智科醫師也認為孩子並不需要服藥時，有些老師會再接再厲地要求父母：「這個醫生不好啦！我介紹另一位醫生給你，他一定會開藥！」請完全不必理會老師如此無理的要求，這位老師可能誤以為過動症的藥，是使小孩變聽話、乖巧的聰明丸。

但如果孩子已經討厭老師、討厭上學，長期處在不友善的學習環境中，對孩子是一種身心的摧殘，不利於學習，更可能讓孩子失去自信，內心懷著憤恨不平的情緒。此時，也許只好轉換學習的環境。我遇過許多孩子，在轉學之後，不僅不再被老師說是過動症，甚至重拾學習的興趣。

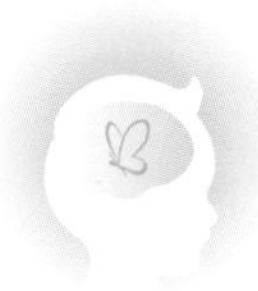

【推薦序】

為小朋友倡議

王秀雲（國立成功大學醫學系人文暨社會醫學科教授兼主任）

我曾經很羨慕幼兒園的老師。他們似乎不需要花很多的力氣，充滿好奇心的小朋友們就會問很多的問題。反觀大學教室，學生卻非常安靜。當然，原因是多重的。但其中的關鍵之一或許是，他們從進小學的第一天開始，常遇到本書裡面可見的「馴獸師」老師，最常聽到的一句話是「不要講話！」如此這般，日復一日，等到他們高中畢業時，他們的好奇心幾乎已熄滅殆盡，也不想講話了。因為，不只我們的教育不鼓勵對話，而且講話是不乖、不安靜、不聽話，而不是有自主性、有好奇心，想要與人互動。

我期待過動兒被賞識的那一天

台灣的小朋友，無論是不乖、不安靜、成績不符合家長、老師期待，或是各種怪奇的原因，往往被中小學或幼兒園老師建議去看醫生。他們有的填了量表，有的在診間不到十五分鐘，輕而易舉地就獲得ADHD（注意力不足過動症，Attention Deficit Hyperactivity Disorder）的身分。然而，在所有獲得ADHD身分的小朋友中，有多少是名符其實？有多少ADHD只是一塊掩蓋其他問題的黑布？有多少是高度競爭的社會中，焦慮的父母（通常是母親）、威權而失靈的教育、對小孩有偏見的老師，以及彷彿速食的醫療，所打造出來的？不可諱言，有些小朋友確實需要醫療（我所認識的精神科醫師也大多是很嚴謹的），但是有更多ADHD小朋友是社會缺乏教育（養）理念、缺乏時間、缺乏耐心、缺乏容忍、缺乏思考之下的受害者。

環繞著ADHD的是父母家庭、老師學校、醫療三者共構而成的天羅地網體制，要改變這樣的體制簡直是愚公移山，工程浩大。什麼樣的人，竟然敢挑戰這個體制？老朋友佳燕醫師就是這樣的挑戰者。她花時間觀察小朋友，與小朋友聊天，了解小朋友的處境，找出問題的癥結。在這一本書裡，她勇於指出問題，只因為她喜歡小孩，為小孩打抱不平，希望改變這個社會。然而，面對多重原因的問題，我們的社會喜歡抄捷徑，喜歡速決，或是乾脆逃避，因此訴諸一顆神奇的藥丸是個很誘人的方法。因為問題是如此複雜，所以如果有一個簡易的方法，讓我們可以不用看

到教育現場的威權與無能、大人的虛妄，以及部分醫師的草率，我們就趨之若鶩，即使犧牲了兒童的身心健康，也在所不惜。小孩子在這樣的天羅地網中，有誰能夠幫助他們？又該怎麼幫助他們？

事實上，佳燕醫師不僅止於挑戰，她更為小朋友四處奔走倡議。為病人、弱勢發聲，是醫學人文教育的理想之一。根據台灣醫學院評鑑委員會的部分認證準則，醫學人文教育應使醫學生擁有為病人倡議（advocacy）的技能，並培養醫學生的社會責任感。例如，婦產科醫師在臨床現場可能看到家庭暴力，或是小兒科醫師看到兒虐事件，他們可以成為倡議者，並協助病人。佳燕過去長年致力於婦女運動，為許多議題努力，我在此僅舉一例。她曾因為驗傷單費用昂貴而使得家暴婦女難以向法律求援而奔走，在她的努力下，大幅降低驗傷單費用，讓即使是經濟弱勢的家暴婦女也能取得驗傷單，讓法律不再徒具條文。過去，我們習於沿著性別、階級與族群來理解弱勢，但卻甚少想到兒童。他們無論是在身體上、心智上，乃至於權力關係上，都是弱勢。從這個角度來看，佳燕醫師是眾多小朋友最真情的倡議者。

讀著每個佳燕醫師筆下的所謂ADHD案例，令人心痛。到底是誰有病？是誰需要醫療？書中許多換環境之後，孩子就沒問題的例子，不僅讓我們警覺到環境對於兒童的壓迫，也再次理解到正常與不正常之間僅存在極細的一條線。疾病往往有其社會根源，是生理與人的社會處境交織下的產物。近代德國著名的醫師政治家菲爾柯（Rudolf Virchow, 1821-1902）曾說過：「醫療是一種社會科學（“Medicine is a social science...”）」菲爾柯以社會調查來觀察族群、階級與文化，進而了解疾病。他了解到貧窮與疾病相生相隨，因此主張醫師是窮人的倡議者。台灣社會貧窮嗎？GDP世界排名第二十一的台灣，卻是一個在各方面很貧乏的社會。抱著小孩的教育「不能輸在起跑點」上思維的人們，努力鞭策著小孩考試要以九十、一百分為目標，老師的話是鋼鐵的事實，不容質疑，連好奇發問都不允許。我們貧乏到很多人難以想像，除了將小孩養成資優生之外，還有什麼路可以走。我們獎賞學業成績好的學生，卻無視善良、有自主性與創造力的學生。難道，善良、自主性、創造力不是值得珍惜的特質嗎？

讀完這本書，你會發現佳燕醫師在她的診間不只看病，當她耐心觀察小孩、與小孩對話時，她也在進行社會調查，她從小朋友的角度看到大人世界的問題。我衷心期待有更多的人，無論是教育者、醫療工作者、家長、兒童文學工作者，或是任何喜歡小朋友的大人，能夠加入為小朋友倡議的行列，讓他們能快樂、健康地長大！同時，我們也該反省，社會在過度鼓勵透過學業成績來贏得資源與地位的人的同時，是否也在毀壞善良、利他、創造力與正義？

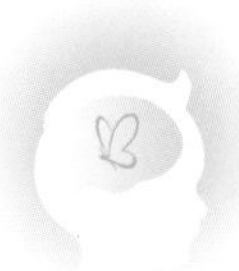

【推薦序】

需要治療的不是孩子，而是這個社會

陳志恆（諮商心理師）

剛從大學畢業時，我曾到一所中學實習。在國一的教室裡，我親眼目睹一個男孩，把整個垃圾桶抱起來，用力地上下晃動。頓時，垃圾滿天飛舞，大部分的同學紛紛走避，但卻有另一位男同學在一旁抱著肚子大笑不已，完全停不下來。

我被這失控的場景給嚇到了，心想：「怎麼會有人做出如此誇張的行徑，也太頑劣了！」後來得知，這兩個男孩是班上的頭痛人物。從開學第一天起，就調皮搗蛋、闖禍不斷。而且，各科老師都拿他們沒辦法，只要想到要去這個班上課就頭疼。

我期待過動兒被賞識的那一天

當時，我在輔導室擔任實習教師。有一天早上，一位家長前來談話，他拿了一本小冊子給我們看，上面有著「ADHD」的字樣。他說：「我的孩子在學校造成老師和同學的困擾，真的很抱歉！」原來，他是那兩位調皮男孩之一的父親。

他繼續說：「我帶孩子去看醫生了。醫生說，孩子罹患有『注意力缺陷過動症』，所以比其他孩子還不能專注，容易出現衝動、過動等問題。他在班上的那些失控行為，都是因為這個疾病造成的。」

我在一旁邊聽，邊點頭。原來，這就是「注意力缺陷過動症」呀！我曾在特殊教育的教科書中讀到這個障礙類別，仔細回想，那孩子的行徑，和書上所寫，幾乎不謀而合。

在那個年代，學校老師對所謂的過動兒所知有限，辦公室的許多老師也是頭一回聽到，老師們認真地閱讀家長帶來的衛教小冊。

「醫生有開藥給他吃，我也會要求孩子按時服藥。」我很感動，他是個積極的家長，並且主動和學校老師聯繫，討論孩子的狀況。然而，我的腦袋也同時浮現幾個疑問是：

第一、為什麼到了國中才發現？

第二、除了吃藥控制分心與衝動行為，然後呢？

後來，我在校園中見到那孩子，從本來的過度活潑，變得溫和許多，甚至，看起來有些呆滯。他父親說，那是吃藥的副作用；然而，我見到的卻是一個眼裡失去光芒的孩子。不過，那一點也不重要，因為，班上安靜下來了，老師終於可以順利上課，用功的同學也可以專心向學了！

那是發生在快二十年前的事。十幾年後，經過不斷宣導，現在多數教師都知道注意力缺陷過動症，就連家長也不陌生。有不少孩子，是經由學校老師的觀察與發現後，要求家長帶孩子去醫院做進一步的評估與診斷。

李佳燕醫師在她的家醫科門診，就不斷遇到許多疑似過動症的孩子。孩子們被家長帶去評估，幾乎都是學校老師要求的。她也發現，不論老師或家長，好像都很需要過動症這個診斷。彷彿，有了這個標籤，孩子的種種脫序行為就有了合理的解釋。

沒錯！合理的診斷有助於人們理解狀況，不需要再把孩子的問題歸咎於父母沒教好，或者孩子故意唱反調；也有助於系統中不同的大人溝通孩子的問題。

然而，過度依賴特定診斷，等於是把一個人貼上了特定標籤，卻可能讓大人只看見孩子的疾病或症狀，而看不見其他的可能性。甚至，我們更難以欣賞這些特質可能帶來的優勢。

你可曾想過，孩子的過動或缺乏專注力等行為表現，其實是展現出旺盛的精力、十足的好奇心，甚至相當願意冒險嘗試。然而，這些行為特質在既定的社會規範下，在必須遵守的學校及教室常規下，通通成了干擾他人的問題行為。

或許，把這些孩子放到叢林裡探險、運動競技場上，那些不被讚許的干擾行為，卻可能有助於他大顯身手，獲得比別人更多成功的機會。

只可惜，儘管社會如此多元發展，我們的孩子仍只被鼓勵在單一戰場上前行，也就是會讀書、能考試——這需要坐得住與靜得下來。如果做不到，一律被視為調皮、頑劣、不思進取、態度不佳。

到最後，許多孩子不再願意努力了，因為一再挫敗，乾脆擺爛、放棄，或者逃避到另一個世界——網路中取暖。

李醫師在我眼中，是個真心關愛孩子且有正義感的大人。她在《我期待過動兒被賞識的那一天》一書中，不斷為過動兒說話。除了批判過動症的診斷過程過度粗糙外，更挑戰過動症的診斷準則本身——沒把兒童的天性與需求考慮在內，只從大人的眼光來界定這個疾病。

現實是，某群具有權威的成功大人，為社會制訂了一套遊戲規則，要求所有人都得遵守。如果不能配合或無法適應這套機制，不是被視為失敗者，不然就是生病了。當個病人或許好過於身為失敗者；當個病人的家長，也好過於身為一個失敗家長。

仔細想想，李醫師說得有道理：「我們根本不把孩子當孩子看」。孩子需要從玩耍中學習與成長；我們卻要孩子從很小開始，就遵循繁瑣的社會規範，連怎麼玩都由大人主導與安排，完全剝奪了孩子的天性與「自由玩樂」的內在需求。

或許，不正常的是大人，需要被治療的是整個社會。

殷切期盼，《我期待過動兒被賞識的那一天》這本書能被更多人讀到。這本書會為你帶來全新的視野，讓你知道，你可以從截然不同的角度，去欣賞孩子的分心、過動或衝動，帶著孩子去開拓異於主流但卻屬於他自己的道路。

甚至，任何不被社會主流所接納的身心特質，都有值得賞識之處。大人的眼光改變了，孩子才有機會找到屬於自己發光的舞台。

陳志恆：諮商心理師、暢銷作家，曾任中學輔導教師、輔導主任，現為臺灣ＮＬＰ學會副理事長。著有《陪伴孩子高效學習》、《正向聚焦》、《擁抱刺蝟孩子》、《受傷的孩子和壞掉的大人》等暢銷書。

【推薦序】

不要有罪惡感，這不是你的錯！

郭駿武（台灣親子共學教育創辦人）

推動人本教育及親子共學教育的三十年間，在教學活動中接觸超過數以萬計的孩子。不論是在體制學校或是實驗教育體系，我常常會遇到父母詢問：「我的孩子是不是過動？還是ADHD？」當我想進一步瞭解，因而詢問：「請問孩子有出現什麼行為嗎？」或是「你們是如何判斷的？」常得到的答覆是：「孩子靜不下來……」、「老師說的」、「醫師說的」。

這些不論是現象的觀察，還是從教育及醫學的專業判斷，我一律保持各種的質疑及可能性，尤其是我非常清楚，當任何人在孩子面前擁有某些教育（或說影響）的

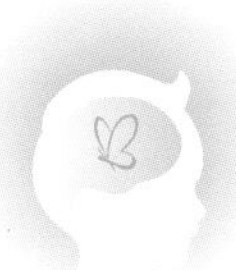

權力時，我們的各種認知及認定都會影響孩子對自己的看法。這些自我認知甚至會影響人的一輩子。

三十年前，在台灣對ADHD還不是很瞭解時，因為我出現一些如同書中所提的行為症狀，那時還曾做過關於ADHD的鑑定量表，然後到了長庚醫院兒童心智科求診。當時一進診間，張醫師非常訝異地跟我說，台灣對於ADHD的成人還沒有這麼多的研究資料，她問起為什麼我會想來求診。我還記得我告訴她，我從事的助人及教育工作，常常因為一些分心行為造成別人或主管的困擾，有時我會想著：是不是自己不夠努力？還是因為自己不夠專業從事相關領域的工作的罪惡感？張醫師只是傾聽著，沒有給太多的建議。然後在我離開診間時，突然叫住我，告訴我說：「不要有罪惡感，這不是你的錯。」

只要粗心，那社會單一的價值讓你有罪惡感。

只要不夠持續專心，那社會單一的價值讓你有罪惡感。

只要你常常忘東忘西，那社會單一的價值讓你有罪惡感。

只要你上課愛說話，那社會單一的價值讓你有罪惡感。

只要你無法等待，那社會單一的價值讓你有罪惡感。

這麼多年來，我一直記得她說的這句話，也透過我父母、配偶、老師們的肯定與支持，並且經由自身的成長經驗，在教育及助人專業的領域不斷學習及努力，試著協助那些不被瞭解的孩子們。

曾經，我們到美國參訪ADHD學校，探討如何在不需用藥的狀況下，而在家庭端、學校端、社會端做出如何的改變、倡議與努力。這一趟的參訪，開啟了我們在教育及社會的更多想像。

所以，為什麼在瞭解自己的分心症狀後，會有罪惡感呢？我不斷地思索著。

三十年前的台灣，還是政治極權，社會控制性極強的年代，在教育上講求服從、一致，只要你跟別人在行為上不一樣，馬上會被貼上標籤，如同李醫師書中所說，以前是壞小孩，現在則是有病的小孩。原因都是那內化的、一致的社會標準價值作祟。

三十年過去了，台灣社會進入民主自由的年代；但是我們的家庭、學校、社會有更平等、尊重地看待孩子的發展，瞭解不同人的特質與處遇嗎？

李佳燕醫師從醫學的專業提醒：先從孩子在生理上的發展基礎開始，再瞭解不同階段兒童發展的特徵與行為，然後看見自身家庭教養方式對孩童的影響，最重要的是瞭解孩子的特質與興趣，不要以一時或威權、功利價值為基礎的行為觀察，輕易地對孩子貼上各種標籤。

你可能會說：這太難了，光是家庭內的父權文化、學校中的威權及管理、社會中的權力壓迫及歧視，我們總是不由自主地害怕恐懼，甚至服從、人云亦云地跟隨。我們要如何改變與面對呢？

是的，為了這許多不被瞭解的孩子，光是靠著個人的力量或許是不夠的，尤其要面對如此巨大的社會結構問題及困難。書中提供許多可行的建議與做法，讓我們先從自身做著、學習著；然後加入各種支持社群，持續地將這本書介紹給所有還在教養漩渦中的父母、家庭、學校的老師，及相關兒童領域的教育工作者。

尤其，我們非常歡迎有各種特質的孩子加入親子共學社群。全國的社群中有幼兒共學團，暖暖蛇小學共學團，國中共學團，高中共學團，結合各種教育、教學、醫療、諮商輔導等專業資源及教育工作者的合作，協助不同特質的孩子。我們期待並實踐著，每個孩子都能成為他自己，並且有著被欣賞及肯定的一生。

而這本書正是呼籲及召喚的開始，就讓我們一起成為孩子的心靈捕手及教練。

目錄

目錄

目錄

輯二 當孩子看起來有「注意力不足過動症」傾向

輯一

打破對「注意力不足過動症」的定見

一、故事是這樣開始的

幾年前，當我打開電腦收信，一個聳動的標題映入我的眼簾：「瘋狂看病記」。那是一位朋友寄來的信。

信上這樣寫著：「我的兒子因為上課不專心，經常和老師嗆聲，考試成績也差，老師說我兒子是過動症，要我們帶去看兒心科門診。上週，我帶兒子去看了高雄的名醫某某某醫師。醫師簡單問了孩子幾個問題，拿了兩份問卷，說一份給老師填，一份給我填。還說下次回診，孩子可以不必帶來。

「我回來填了問卷，發覺孩子並沒有問卷中提到的大部分的狀況。昨天再回診。醫師看了我填的問卷之後，說：『我們還是服藥看看。如果服藥之後，成績有進步，那就是有幫助的了！』但可以這樣看診就吃藥嗎？我簡直是快瘋了！」

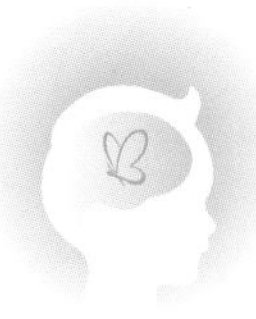

時代不同，「上課不專心，考試成績差」，在我們求學的年代，老師的處理方式是「來我家補習」。現在老師補習被禁止，取而代之的是「去看醫生吃藥」。顯然時光荏苒，但教育沒有變得更文明，反而顯得更粗暴。直接將孩子抽離教育場域，往病理化推去。

我把朋友約出來喝下午茶，問個究竟。我的朋友夫妻都是法律人，可想而知，家裡的氛圍，人人都辯才無礙。孩子到學校亦如此，遇到老師的規定不合理，孩子會毫不留情面的站起來與老師爭辯。久而久之，師生關係緊張到如劍拔弩張。

我聽了這一番話之後，建議朋友為孩子轉學。孩子與老師心裡都已有疙瘩，就不要再彼此為難了。

朋友聽了我的建議，幫兒子轉學。

轉學之後，朋友寫了一張感謝卡給兒子的新老師：「身為母親，最感恩的莫過於有另一個人真心對我的孩子好；更幸運的是，這個人是他的導師。」

畢業典禮那天，朋友去找兒子的貴人——孩子的導師。孩子的母親與導師兩人深深

我期待過動兒被賞識的那一天

擁抱，淚流滿面。後來，孩子進入他喜歡的全英文教學環境就讀，過著開心充實、如魚得水的大學生活。

這樣的結局，看似圓滿，可是，並非每一個人都有一個家庭醫師朋友。如果，我的朋友沒有像我這樣的人可以諮詢呢？又可能會是怎麼樣不同的結果？

我將朋友的來信，寄給我熟識的三位精神科醫師，分別是一位學長、一位同學和一位學弟。

學弟回信給我，如是寫：「我看了文章之後，發現這樣的門診處遇方式，很有可能發生在任何一個兒心門診中。進診間，媽媽焦急地敘述近況，填量表，開藥。這個過程，我一點也不陌生。」這位年輕醫師所在的醫院正是我朋友所看名醫之前待過的醫院。

我的同學是兒童心智科專科醫師，則回我：「我所待過的兩處醫院兒童青少年精神科，用藥比例為百分之十至三十，所以應該不是每個地方的兒心科看病都是量表、服藥。精神醫療應該比較是溝通協調的領域，而我們是會走入學校，看看孩子在學校的困難是什麼，老師的擔心是什麼，甚至會和入班觀察的鑑輔會老師聯絡，看看孩子實質需要的協助是什麼，這時的診斷才能真正解決問題。疾病或診斷無非是協助解決所面臨的不舒服或生活問題，讓人們可以過著自己想要的生活，成為自己想要的人。」如此周全的診療，讓我以同學為榮。只是每次演講，我做以上的分享後，台下的聽眾總是回我：「不可能，我們沒有遇過這樣的醫師。」

那位也是兒童青少年精神科專科醫師的學長，則很想把我們這些對話，刊登在精神科的群內刊物中，因為他認為這是一個值得大家省思、討論的問題。

學長的這份建議，當下把我和學弟都嚇到，我們說：「如果要公開這些對話，千萬要幫我們隱姓埋名，否則日後的行醫生涯，會飽受攻擊，可難過了。」

幾年之後，我遭遇來自精神科界的誤解與攻擊，證實當年我們的顧忌，絕非被害妄想，而是有百分之百的必要。

之後，我展開了一系列的行動，包括找教育局局長、到當時的教師會與老師們面對面座談、對家長們演講……**我一直思考的是：圍繞著孩子的各個環節，究竟是哪裡出了差錯，使得孩子如此容易被認為是注意力不足過動症？這樣的差錯，應該可以如何改善？**

二、重新思考「什麼是小孩」

老師認為學生上課不專心，考試考不好，便是有腦部的疾病。這樣偏頗的認知顯然必須從根本，也就是重新認識「什麼是小孩」開始。

之前，為了幫兒子找到一個像給小孩玩樂的幼兒園，我曾經參觀了不下十家的幼兒園。而我所看到的幼兒園，多數把小孩當小大人般管理。

英國在二〇一三年曾經發起一個運動「Too Much Too Soon」，**呼籲不要在孩子年幼時，即塞給孩子太多又太快的知識學習。**

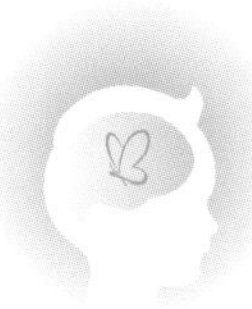

「我三歲，我不是讓人造來坐直、擺好手、輪流、有耐心、排好隊、保持安靜的。我需要動、我需要新奇、我需要冒險，我需要用我全部的身體去參與世界。讓我玩，相信我，我是在學習。」**他們認為三歲小孩是透過玩耍來學習，而不是像大人一樣坐在椅子上聽課、書寫、背誦。**

馬克吐溫所寫的世界名著《湯姆歷險記》裡有好幾個頑童，胡搞冒險又愛惡作劇，這樣一本看起來很沒規矩的故事書，要鼓勵孩子閱讀嗎？孩子如果讀了，學湯姆胡作非為、搗蛋惹事怎麼辦？顯然這不是一本偉人傳記，這是一本將小孩的兒童特性表現得淋漓盡致的兒童讀物，孩子自然喜愛。

許多經典兒童讀物與繪本裡的主角，都是充分展現兒童本性的代表人物，但如果放到現實生活中，則根本活脫脫就是一個個過動兒。其中，最為人們所津津樂道的非瑞典國寶兒童文學家林格倫筆下所創造的「長襪皮皮」莫屬。

長襪皮皮完全就像脫韁的野馬。她自己一個人住在亂糟糟的房子裡，不受大人所管束。她沒有上學，兩隻襪子，永遠穿不同的顏色，每天發明各種新奇的遊戲。她不必擔心食物掉滿桌，或東西四處放找不到。好不容易去上學，也不是為了學習知識，而是為了要放假。

第一天上學，她坐在座位上，吊兒郎當，坐成兩腳椅，老師問她問題：「皮皮，我問妳五加七是多少？」

但皮皮才懶得回答老師如此無趣的問題。

老師生氣了，告訴皮皮：「皮皮，請妳坐好，還有五加七是十二。」

結果沒大沒小的皮皮竟然這樣回答老師：「妳既然都知道了，幹麼還要問我！」

為什麼這樣一本看起來大逆不道的書籍，作者林格倫和長襪皮皮卻被瑞典奉為國家珍寶，還印在瑞典的紙鈔上？在歐洲更被視為孩子必讀的經典讀物？因為長襪皮皮便是一個不在大人規範下長大的孩子。**她展現了未曾被大人世界汙染與馴服的兒童本性，那是個晶瑩剔透、獨一無二的靈魂**。

受到如此強烈「維護兒童本性」的精神所薰陶，瑞典人養育孩子的觀念與做法，自然與強調聽話、守規矩，以大人需求為主的東方人大相逕庭。

瑞典不像台灣，台灣的孩子從小學開始便考試不斷，瑞典則是上大學之前很少有考試；台灣的孩子上學最好保持衣服乾淨無損，即使是上美勞和體育課，大人仍會要求孩子保持衣服潔淨，且誇獎不會弄髒衣服的孩子；瑞典的孩子則是一早穿衣服出門，便是要讓孩子玩髒的，即使是下雪的冬天亦然。

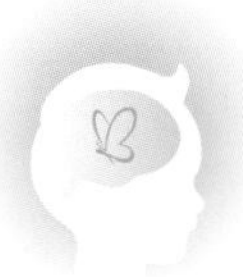

三、大人怎麼看待小孩？

我曾經在一個小學生的父母、老師參加的社團，看到一則貼文。貼文下的留言著實嚇到我了。

一位母親貼文：「我的孩子今年小學一年級，上課常隨意站起來走動，老師勸阻後，會收斂一點，可是明天可能又忘了，怎麼辦？」

貼文下的留言，百分之九十都是類似的說法：「他可能是注意力不足過動兒喔！」「快點帶他去看兒童心智科醫師，不要錯過了黃金治療期！」

那時，才九月中旬，也就是開學不到半個月的時間。**孩子驟然從要躺、要坐、要走、進出自由的幼兒園，升到凡事都要經過老師同意的小學，因此無法適應，不是很正常嗎？**

讓我們設身處地想想看，今天如果換成是一個成人，他在聽演講時，突然站起來走動，甚至走出講堂，我們會不會認定他就是一個過動成人？我們會不會自認為是在幫助他，而提醒他：「你可能有注意力不足過動的問題喔，你要趕快去精神科看診，不要再拖延。」

答案肯定是不會、不可能。為什麼？因為我們相信這位成人突然走出講堂，必然是有原因的。可能是他的手機響了，他必須出去接電話；可能是他尿急，必須去上洗手間；可能是他口渴了，要出去喝水；可能他菸癮犯了，想抽根菸；可能他覺得演講不夠精采，他不想聽了……我們會設想成人必然是有他的原因，才會有如此的舉動。

可是，小孩呢？為什麼同樣的行為發生在小孩身上，我們卻認為只有一個可能，那便是——小孩腦袋有病。小孩不能有他站起來走動的原因嗎？難道只因為孩子小，便能把他們當作是沒有自我意志的人看待嗎？

他可能也是尿急、口渴，也有可能坐太久，屁股痠，更有可能是他覺得上課聽得無聊了，不想再坐在椅子上，想要去找尋有趣一點的東西來玩，而**這往往是他在幼兒園時被允許的舉動**。

以上屬於小孩的理由，大人或許不認為那些足以構成上課起來走動的正當理由。不過，假設是同樣的理由，可是孩子有事先徵詢過大人，經過大人首肯，孩子才站起來走動，即變成正常不過的行為了，不會被貼上有病的標籤。

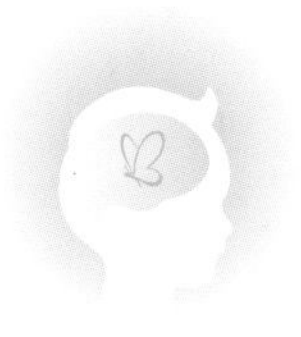

所以，關鍵不在「孩子站起來走動」這件事，而是沒有事先徵詢大人同意的「隨意」。

孩子進入學校，彷彿從自由人變成了被監控管理的群體。小學一年級剛開學，不清楚管理監控的機制，不熟悉「老師是掌控者，小孩是必須遵守指令的被掌控者」這樣的階級關係，是很正常的。

口渴了找水喝，尿急了衝廁所，無聊了去玩耍，這些都是身為人的本能。孩子必須學習當在學校要進行這些本能的行為時，必得要先通過老師同意這一關。**要求孩子學習這樣的流程，可能需要先讓孩子瞭解為什麼，同時給予適應與妥協的時間**，而不是將沒有遵守階級規則的孩子，直接先疾病化。

四、什麼樣的孩子會被認為是注意力不足過動兒？

「那個小孩看起來好像過動兒喔！」近來常聽到這樣的臆測。什麼樣的小孩會被認為是注意力不足過動兒？

大抵上，上課常發呆愛做白日夢的、功課經常無法完成的、上課講話講不停的、愛搗蛋惹人厭的、愛打架的、字寫很醜的、抽屜很亂的、經常忘記帶東西的、上課起來走動亂叫的、老是嗆老師的、考試分數很差的、動作拖拖拉拉的……這樣的小孩很容易會被認為是注意力不足過動兒。

可是，孩子會有這些行為，不是只有腦部生病這樣一個可能的原因。許多偉大的科學家，例如：牛頓、愛迪生、愛因斯坦，兒時也都不是乖巧聽話學習順利的孩子。難

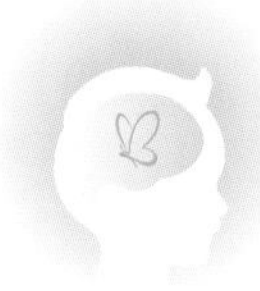

道他們都是應該去接受診療的孩子嗎？

小孩會出現這許多惹大人不悅、憤怒、擔憂的行為，其背後可能有多重因素，不是單一個腦部生病的說法可以概括的。

五、從兒童的角度看注意力不足過動症

注意力不足過動症一向是以成人的觀點與認知來定義與診斷，從來不曾有人嘗試換個角度，從兒童的觀點來看這個被大人所定義的疾病。

一般簡單分為三大類型：一為注意力不足，二為衝動型過動，和第三種兩者混合型。

（一）哪一些症狀會被認為是注意力不足呢？

在看這些所謂的症狀時，不要只顧著瞄準孩子，**請大人們先捫心自問，你自己小的時候有沒有這些症狀？甚至到現在長大成人了，是不是還會如此呢？**

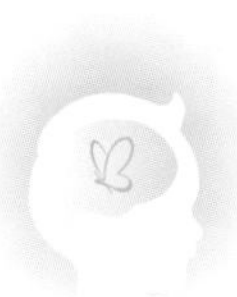

1. 無法專注於細節的部分或寫作業和做活動時，出現粗心的錯誤

還記得從什麼時候開始，你才體認到「粗心」是一件罪孽深重的錯事呢？然後，在一次一次的粗心中，我們被處罰，嘗到粗心的惡果。我們因此學習到不可以粗心，再粗心就會有壞事臨頭。

我們痛苦地繃緊神經，一再練習、警惕自己如何小心。例如：考試的時候，考卷不能忘記寫名字。如果一粗心，忘記寫名字，無論你答題對錯，全部以零分計算。於是，下回考試，你會努力不要忘記寫名字，不過偶爾還是會忘記，可能要粗心好幾次之後，才會記牢一點。

小孩本就是生來粗心用的。小孩若生來就細心，實在讓人心疼，因為「細心」需要費心力，而粗心則是隨興自在的狀態。

2. 很難持續或專注於工作或活動

這樣的診斷，實在有欠公允。

如果活動很無趣，無分大人、小孩，大家都會有專注的困難。尤其是上學，課堂上課是否能吸引人，取決於老師的能耐。上課無聊又冗長，卻要求孩子一定要全神貫注，豈不是強人所難嗎？

3. 看起來像沒有在聽別人對他說話

此處的「看起來」，便是問題之所在。是大人看孩子，覺得孩子沒有在聽別人說話，可是孩子是否真的沒有在聽呢？好像大人並不在乎。

我曾經遇過一個上課常不專心，被老師說是注意力不足的孩子。他在我與他談完話之後，坐到距離診療室至少八公尺外的候診間，低頭玩著他的iPad。

他的母親提到，有一次上課時，孩子把玩從日本買回來的愛筆，結果被老師沒收。說到這裡，看起來完全沒有在聽我們談話的孩子，突然跑進來診間，大聲控訴：「老師到現在筆都沒有還給我。」

孩子看起來好像沒有聽我們說話，但其實聽得一清二楚，尤其是談到與他相關的事。

4. 組織規劃工作和活動有困難

我相信這樣的困難是普遍的。

組織與規劃不同於執行，需要視野寬廣、思路縝密又能力強大的領導者，本就不是人人都做得來的工作。

5. 逃避或不願意做需要持續性動腦的工作，如寫學校作業

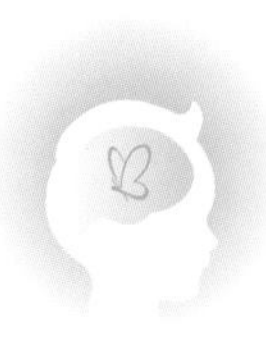

大家還記得從前寫作業時，恨得牙癢癢的心情嗎？不願意寫作業，再正常不過了。可是最後大部分的人還是乖乖寫作業了，為什麼？不是我們樂意寫作業，而是我們害怕擔心不寫作業的下場。不寫作業，會被老師標籤為壞學生，會被處罰，回家有可能還會挨打。

我們當年會完成作業，不是我們願意，而是我們在被威脅之下，找不到安全的逃避方法，也可以說我們懦弱膽怯。但有些孩子不在乎被處罰，甚至視被處罰是英雄的表現，這樣也算是一種病徵嗎？

6.會弄丟生活上所必需的東西，例如：鉛筆、書、工具、玩具等

弄丟東西，在所難免。與第一點提到的粗心，是類似情況。收好物品，細心保存，需要刻意費心力。懂得惜物，更是高階的行為表現。

孩子必須先理解賺錢很辛苦，而遺失這些物品，得拿辛苦賺取的金錢去換來，才能更進一步產生不要再丟掉東西、要惜物的自我要求。

不要遺失物品，真的很難做到，連大人也都常弄丟雨傘、信用卡、外套、鑰匙，這要怎麼說？

7.很容易受外在刺激影響而分心

受外在刺激而分心，被說是注意力不足；可是，有些時候，如果有外在刺激而不分心，小孩又會被說有自閉傾向。這不是為難小孩嗎？

究竟該不該分心，是誰說了算？當然是大人。大人希望小孩專心，例如：上課、寫作業，就不可以分心；但當大人希望孩子多與同學互動時，就希望他從正在專心的事情中，分心出來與同學聊天。

也就是說，決定哪一些事情是不能分心的，哪一些事情是必須分心的，決定權不在孩子身上，而是由大人決定。

8.在日常生活中忘東忘西

有育兒經驗的大人都知道，小孩會忘記的事，往往是大人交代他的事。真正他自己在乎的事情，他可記得牢牢靠靠的。

但，大人何嘗不也是這樣呢？有一回，我和先生要去台中旅行。前一晚，我們還一起整理行李。隔天，我必須上班，而在我下班後，先生會從家裡開車來診所接我，然後直接上高速公路，往台中前進。這樣的流程安排，已經是我們旅行的常態。

當抵達台中住宿飯店的停車場後，我請先生把行李拿下來，結果先生卻呆若木雞，

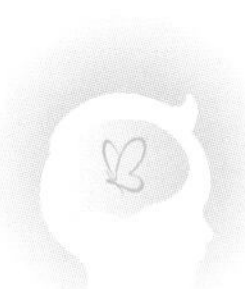

兀立在我眼前。他張大眼睛，動也不動。原來，他忘記帶行李了，他空手而來。

大人也只會記得自己在乎的事。只是，**小孩在乎的事，大人往往不認為是值得記住的；而小孩會忘記的事，卻總是大人認為非常重要的。**

（二）哪一些症狀會被認為是衝動型過動呢？

1. 在座位上玩弄手腳，或不好好坐著

想想看，坐在教室的座位上，無法好好坐著，會玩手指頭之類的，最有可能的原因是什麼？是生了一種叫過動症的疾病嗎？還是因為上課實在太無聊了呢？

這些被視為疾病症狀的可議之處，即是不管上課有多無趣，都不准孩子表現出「我覺得很無聊」的任何行為，也就是說再無聊的課，孩子都得專心聽講，至少要裝得像在專心聽講。但，大人自己做得到嗎？

2. 在教室或其他需要持續坐著的場合，會任意離開座位

這整段話，問題出在「任意」這兩個字。而「任意」是由誰判斷的？當然是大人。

如果詢問小孩，小孩一定能告訴你理由。對小孩而言，他絕非任意。他尿急，口

渴、屁股坐得好痠、腳想要動一動……只是，大人能接受這些理由嗎？

小孩得像軍人一樣，認識階級的存在，必須遵從長官的指令，不得有異議。所以，沒有長官的許可，無論任何原因，只要是離開座位的舉動，都屬不守規定的擅自行為。是這樣嗎？為什麼我們的教室管理，是向軍隊學習呢？

3.在不適當的場合亂跑或爬高、爬低

問題是現在的小孩，有足夠的空間和時間可以在適當的地方，跑來跑去、爬高爬低嗎？從不必依靠大人能獨自行走起，到青少年時期，孩子需要驚人的體能運動，但遺憾的是，現在的居住環境多數狹窄。

孩子的生活，從教室到小小的安親班、擁擠的補習班，再回到狹小的公寓住家，充斥著靜態的室內活動。有的學校因為擔心孩子受傷，甚至連下課都不准孩子到操場跑跳。

這樣的成長環境，**難怪孩子一到比較寬廣的「不適當場合」，如空曠的餐廳，便想拔足飛奔，發洩累積多時、無處可去的精力。**

大人無法提供足夠的時間與空間，讓孩子跑跳爬高，再來說孩子有病會亂跑亂爬，怎麼像是大人設的陷阱似的。這究竟是誰造成的？

4.很難安靜地玩

看到這一點時，不禁令人啞然失笑。明擺著是大人的幽靈作祟下產生的規定。

誰喜歡安靜地玩？當玩到開心時，誰能保持安靜？安靜地玩得很開心，那是要玩什麼遊戲，才能達到這種詭異的境界？

顯然是大人需要小孩安靜地玩耍，不要吵到大人，但這又與疾病有什麼關係呢？

5.總是一直在動

沒有人可以一直動個不停，此處的「一直」在動，是個人主觀的認知，完全由大人判斷。有可能李老師覺得這樣就是一直在動，陳老師卻覺得還好啊！個性偏古板、愛安靜的大人，比較會認為孩子動不停，一直在動；相反地，活潑愛動、充滿好奇心的大人，可能會覺得這樣的活動量，也只是剛好而已。

完全看孩子遇到什麼樣的大人，依觀察的那位大人的主觀感受來判定。

6.話很多

我曾經遇過一個「話很多」的母親，她帶著被老師說「話很多」的孩子來找我。

那位母親不僅滔滔不絕，而且語速驚人，講話時，連句點都省略了，彷彿唯恐稍一停歇，被我插了嘴，她就少說了好幾句話。相較之下，那位被老師說「話很多」的孩子，簡直是沉默寡言。

多少的話量叫做「話很多」？完全取決於觀察和判斷的大人，他們的主觀認知，當然更受大人本身的特質所左右。

7.在問題還沒有問完之前，就急著回答

8.在遊戲中或團體活動中，無法排隊或等待

9.打斷或干擾別人

以上三項症狀，在「過動症」這個病名尚未出現之前，我們只會說那是一個有失禮儀、修養欠佳、急驚風個性的人。現在則成了腦部疾病的症狀。

在立法院或議會，許多民意代表大概都符合以上三項特徵，還有某些缺乏文化素養或教育的群體，也會有類似的行為表現。

換言之，這三項症狀，很難與急於求表現或文明化不足、社會化不足做區辨。

從兒童的角度，來重新審視這些被認為是注意力不足過動兒的症狀，是在提醒所有

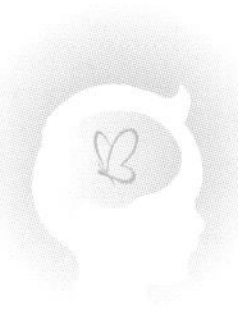

的大人，千萬不要光從孩子的外顯行為，即判斷他是注意力不足過動兒。這樣的判斷極危險，且容易失準。而同樣的行為表現，其背後的因素，絕對不會只有一個「腦部生病」的原因。

不同的孩子，生長在不同的家庭，處在不同的教育環境，面對不同的困境，有可能因為各種不為大人所探知的原由，而產生以上的行為。

唯有仔細探究這些行為背後可能的因素，才能找到真正對孩子有幫助的方法。

（三）要構成疾病，還必須符合以下的條件：

不過，並非有上面所提到的外顯行為，即能認定是注意力不足過動兒。因為除了外顯行為之外，還必須具備以下的條件：

1. 必須符合六項以上的症狀

並非有以上任一個症狀，就會被認為是注意力不足過動兒。

2. 有這些症狀，至少六個月以上

因此，若短短觀察一個星期、一個月，都嫌判斷過早。

3. 至少在十二歲之前就發生這些症狀了

如果孩子是上國中之後，才開始呈現類似注意力不足過動的症狀，必須考量可能是其他因素所致，並非注意力不足過動症。

4. 不只在一個場合會有這些症狀

一個過動兒，不會只在學校過動，在家裡卻沒有狀況。如果有這種情形，要探究在學校發生了什麼問題。反之亦然。這並非注意力不足過動症所致。

5. 這些行為已經影響、干擾到學業表現或社交

如果孩子的話很多、動個不停、不耐等待、愛亂跑亂跳等等，但是學業成績優秀，有許多好朋友，顯然這些行為並未造成他學習和交友上的困擾，也就不能視為疾病。

6. 需排除有廣泛性發展障礙、精神分裂症或其他精神異常及情緒障礙（如：情緒異常、焦慮或分離情緒異常）

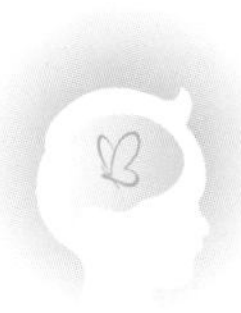

六、顛覆主流對過動兒的定義

幾年前，我們辦了一場關於注意力不足過動兒的影展。看完電影之後，家長與老師們都聚焦在討論如何協助孩子專心於課業，正討論得火熱時，一位女孩舉手，站起來發言，她說：「我今年國二，能不能請在場的大人，尊重你們家孩子的興趣？我們都有在專心啦，專心在我們自己想專心的事情啦。」

說完，現場一陣沉默，沒有一個大人說得出話來反駁。

這位女孩一針見血，反擊大人加諸在他們身上的病名。

她在說的是：大人以為我們過動、不專心，是因為大人強加自己的價值觀與意念在我們身上，不接受，不行嗎？我們有我們自己的價值觀與喜好，我們和你們不同。

如果我們拋掉大人的立場，從孩子的角度，重新審視注意力不足過動症的症候群，會看到**這些症狀的成立，是以大人的觀點為唯一標準，是不容挑戰大人的威權，以及不可造成大人的困擾為前提**。

我要你專注於課業，你就要專注於課業，不可為你興趣所在的事物而分心；我要你記住我認為重要的事情，至於你覺得重不重要，那無關緊要；無論什麼理由，我要你上課一定不能離開座位，除非經過我允許；你的一舉一動、一言一行，都必須在我可以忍受的範圍內；即使是玩耍，當我要你安靜時，你也得配合我安靜地玩……

當我們把自己化為小孩，仰頭看這些被大人定義為生病的症狀時，會不會也和那位國二的女孩一樣，想要抗議呢？

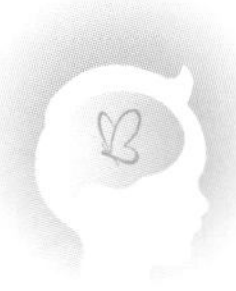

七、說是腦部生病，不好嗎？

有些大人會覺得很委屈，他們是在眾多專家與媒體的一再宣導之下，看到孩子有疑似注意力不足過動症的症狀，請家人趕緊帶小孩去就醫，以免延誤病情。這樣充滿善意與擔憂的心境，卻被解讀為威權或不瞭解小孩。

老師難為

尤其，老師更是難為。在上進修課程時，老師經常會被提醒，當學生有前面提到的那些症狀時，必須告知父母，趕緊帶孩子到醫療院所診療，以免因為沒有治療或太慢治療，而打擊孩子的自信心，延誤了學習。

我期待過動兒被賞識的那一天

老師非醫療專業，自然容易以「對號入座」的方式來判斷。看到孩子的行為，想到進修時專家所提到的症狀，越看越像。老師們擔心孩子確實有注意力不足過動症，深恐因自己疏忽，沒有及早發現，而耽誤了孩子。

當班上有疑似過動症的學生時，其他科任老師也會跟導師反映：「你們班某某某是不是過動兒啊？你要處理啊！有沒有建議家長帶去檢查啊？」好像如果導師沒有進一步請家長帶去就診，就是不負責任、不關心學生的老師。

同時，接班的老師可能會抱怨：有特殊學生卻沒有通報，使得班級人數無法減少，造成接班老師帶班的困難，讓同事之間產生誤解。

還有其他學生的家長會抗議。現在有不少家長缺乏多元融合的觀念，無法接納不同特質的孩子，只關注自己的小孩在學校的學習。班上有疑似注意力不足過動的學生，會干擾上課，影響老師教學進度，這些家長到學校抗議，認為這樣的學生會妨礙他孩子的受教權，要求那些疑似生要到醫院就診服藥，否則請他們轉學，學校不歡迎這樣的孩子等等。

班導師同時承受如此多重的壓力，因此很難不建議學生去診療、看兒童心智科醫師，有的老師還直接要求學生服用過動症的藥物。

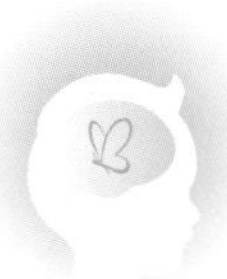

「黃金治療期」的壓力?!

尤其是當又有醫師提出「黃金治療期」的概念。所謂的黃金治療期，是指十歲之前。這些醫師聲稱注意力不足過動兒要把握黃金治療期，若錯過黃金治療期，才要治療孩子，便太遲了。

不過注意力不足過動症，並不是癌症，為何被宣傳得好似緊急重症一般？原來，是因為孩子上小學之後，開始正式進入學科的學習。有作業、有考試、有分數、有排距、有老師對學生口頭與文字的公開或私下的評論、有同學之間互貼好壞學生的標籤，還有家長之間顯性或隱性的比較。

如果孩子在學習的初期，即跟不上其他同學，挫折連連，而在接下來的兩三年，又經常遭受老師的責罵處罰、同學的嘲笑排擠、家長的加碼責備與失望，因而造成孩子的自信心喪失。孩子開始放棄學習，厭惡上課。若到了這個地步，才要挽回孩子的學習意願，一切都將太遲了，這是黃金治療期的由來。

不過，仔細看這個孩子喪失自信心的過程，會發現關鍵不在孩子自身，而是周遭大人營造的氛圍。

分數至上的學習環境、以考試成績來評斷孩子的好壞、大人影響其他孩子，一起拿分數來打擊成績低分的孩子，這些**大人一手營造的不友善環境，才是造成孩子失去自信心與學習動機低落的原因，並不是孩子本身的特質所造成。**

也就是大人先來打擊孩子的自信心，再來說「趕快帶孩子去看診、服藥」，但如果能換個做法，也就是大人不把學業成績的分數高低，視為孩子來學校求學的唯一目標。大人如果能重視體能活動、同學互動、美勞創意等非筆試的表現，如同學科的考試成績一般，豈不是更符合教育的初衷？

結果，在現實環境是：面對此種以學科考試分數來標籤孩子的扭曲的教育環境，我們的處理方式，不是扭轉此種違背教育宗旨的教育環境，而是要盡快以醫療、以藥物來改變孩子，讓他可以融入扭曲的環境裡，這真是黑白顛倒的處置。

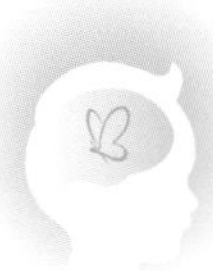

八、只是建議給精神科醫師評估一下，有什麼關係?!

首先，想先請問老師或其他相關人士，是在什麼樣的情況之下，建議家長帶孩子去看兒童心智科呢？

老師是教育者，教育不是只負責教導國語、數學、社會自然等學科，我們會說那是「教書匠」，而不是老師。教育還包括思想、品行的引導。

學生有百百種，老師是教育專業，因材施教是老師們的專業素養。老師是否已經透過教育專業的能力，以及利用政府給予的各種教育資源來協助學生？老師是否已經努力了一個學期以上的時間？老師是否與家長進行良善的溝通，一起同心協力來幫助學生？

還是在短時間內，尚未提供充分的協助，老師依舊維持舊有的班級經營方式和教學策略，未曾改變現狀？與家長也沒有協談過，即開口要求家長帶孩子去看診呢？這樣的過程，看不到教育的用心，也辜負老師所擁有的教育專業素養與教育的宗旨。

當建議孩子去看兒童心智科時，請務必慎重

如果我們視孩子為一個應該被尊重的完整個體、一個完整的人，我們會因為一個人不守規矩，就建議他去看精神科嗎？我們會自認為懷抱善意、態度誠懇地告訴認識沒幾天的人：「我建議你去看精神科」嗎？當然不可能。

如果一個家長對老師說，或者一個老師對家長說：「我建議你去看精神科。」你能想像被建議的人是什麼心情嗎？他會感激你的一番好意，還是氣憤到想揍你一拳？

只要能將心比心，即可理解，為何當老師建議家長帶孩子去看兒童心智科時，有的家長情緒激動，極度反彈。因為孩子被說「頭腦有病」，對家長而言是一種傷害。因此當要建議孩子去看兒童心智科時，請務必慎重，絕對不可當作是一個輕鬆、簡單的建議。

如果學校的老師還未曾努力過一段時間，凡有不聽話、不守規矩的孩子，即建議父

母帶去兒童心智科診療，那麼可以想見兒童心智科的門診必定門庭若市，甚至可能壓縮真正需要仔細診療者的醫療品質。

而精神科醫師或兒童心智科醫師對注意力不足過動兒的診療過程，更是因個別醫師而差異頗大。

並非每一位醫師都會與孩子有充分的接觸，詳細地瞭解孩子的家庭與學校狀況，對孩子做全面性地觀察。因此，家長帶孩子去看診，不一定能獲得正確的評估與有效的協助，而看診的結果，也可能與老師所期待的有落差。

九、當過動症成為解釋孩子「不乖」行為的主流……

當孩子出現不守規定、造成大人困擾的行為，大人直接將孩子推進醫療體系處理。服藥之後的孩子，變得順服許多，上課不再搗蛋或放空，回家也能順利把功課完成，看似功德圓滿。

孩子不乖，不是家長失職，不是家長沒有管教小孩，把小孩養壞了，當然也不是老師不會教學生，把學生教笨了。是因為孩子的腦部生病了，生病當然要看醫生，看醫生當然要服藥。一切都歸因於孩子腦部器質性的疾病，並不是孩子壞，而是孩子生病了。

既然是生病，自然與教養無關，所以，家長管教孩子的方式、態度與價值觀，毋須改變；也與生活無關，因此睡眠不足、缺乏運動的生活安排，也不必調整；與教育無

關，只重視學科考試分數排名，輕視美勞、體能、創意、生活能力、團隊合作精神的學校學習方向，照常持續運作；不准學生質疑，不喜學生發言，像軍隊一樣的秩序管理要求，還是如舊進行。

而孩子服藥之後，成績可能有進步，上課不再常被老師處罰、責備，因此增長了孩子的自信心，不再背負「壞學生」的汙名。

服藥帶來的好處，證明孩子是腦部生病，不是孩子壞，故意調皮搗蛋。

看起來，大人們完全不必做什麼重大調整。透過以上的診斷與治療，即能減少孩子被貼標籤、被汙名，整個處置過程，單純扼要，孩子、家庭與學校三方的處境，都能獲得重大的改善。

這可能是部分的事實，但是，絕非全部。

焦急、憂傷的父親

有一位父親特地前來找我，希望我能和他才讀幼兒園大班，已經被診斷為過動兒，開始服藥治療的孩子聊聊。

焦急、憂傷的父親流淚地說：「拜託李醫師看看我的孩子，讓他知道他不壞，他很棒。他已經認為自己就是有病，完全失去自信了啊。」

我曾經在一場針對過動兒家長的演講中，問過被診斷為過動兒，也跟著來聽講的一群小學生：「你們喜歡被說是腦部生病的過動兒，還是被說是調皮搗蛋？」結果這十幾位小學生異口同聲，大聲地回答我：「調皮搗蛋！」

瞭解孩子的人，對這樣的答案，應該一點也不意外。

是的，對孩子而言，「腦部生病」可能是更汙名、更抬不起頭的標籤。生病，必須博取他人的同情，是會被同儕嘲笑的弱者。而「調皮搗蛋」可不同了，調皮搗蛋雖然會被大人處罰，卻有一種類似《海賊王》的梟雄霸氣。那不是弱者，那是草莽英雄。

泣不成聲的母親

二〇一三年之後，有幾年的時間，我經常與已故兒童文學家幸佳慧一起聯袂演講，講題是「童書無處不過動」、「從另一種角度談過動兒」。

其中有一場演講，我印象深刻。

當我們講完，最後是聽眾發問與分享時間。有一位母親走上台來，開始說著她的孩

子被診斷為過動兒。孩子正在服用過動兒的藥物「利他能」，但是她擔心孩子被老師另眼相看，於是只好欺瞞老師說孩子吃的是抗過敏的藥。

說到這裡，母親向也坐在台下聽講的孩子說：「孩子，媽媽騙你的。你吃的是過動症的藥，不是抗過敏的藥。」

說完，母親已經泣不成聲。

而她的孩子坐在台下，從錯愕到掩面痛哭。

此時，我向前擁抱著哭泣的母親，而佳慧則拿起她剛才在朗讀的童書《長襪皮皮》，走到孩子的座位旁，蹲下來。她跟孩子悄悄說了一些話，孩子點了點頭。佳慧把《長襪皮皮》送給了孩子，讓皮皮陪伴著孩子。

這對母子在我們為佳慧辦的告別式中，再度出現。

媽媽告訴我，孩子從那一天開始，沒有再服藥。他喜歡閱讀，說要成為像佳慧阿姨一樣的兒童文學家。

孩子說不出口的「病」字

曾經有一位母親來找我，述說著這幾個月來，帶著孩子到醫院兒童心智科看診，然

我期待過動兒被賞識的那一天

後帶回一整個月的藥，孩子每天按時服藥。

日復一日，月復一月，一直到有一回如常到醫院，看診、拿藥回來，剛步出醫院，孩子突然問媽媽一個問題：「媽媽，為什麼妳覺得我有……？」

最後的那個字，孩子沒有發出聲音來。不，應該說是孩子不敢發出聲音來。

媽媽望著孩子的唇形，看出孩子說不出口的那個字是「病」。

媽媽心碎成萬片。究竟這整個就診的過程，在孩子心底烙下什麼火紋的陰影？**孩子知道這是**一個與感冒、拉肚子不同的疾病，是一個**大人不太想講，也不想讓別人知道的病**。

母親在抽泣中，說完這一整席話。

而從那天起，母親不再帶孩子去兒童心智科看診。她告訴孩子：「你沒有病。媽媽不會再帶你去那裡看病了。」

給孩子一個注意力不足過動症的診斷，讓孩子服藥，絕非如發燒吃普拿疼退燒般輕

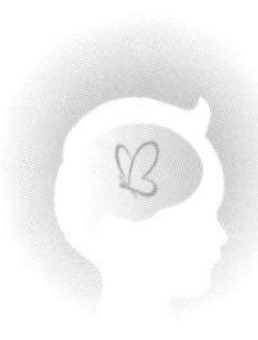

鬆、簡單。

這是一個什麼樣的疾病，讓大人無法正眼面對，必須掩蓋瞞騙？

這是一個什麼樣的疾病，讓孩子感受到的是一種見不得人的羞恥？

說孩子是腦部生病，真的是讓孩子從汙名中解脫出來了嗎？還是掉進另一個更難擺脫的汙名深淵呢？

當過動症成為解釋孩子「不乖」行為的主流，也就是當孩子經常出現不當行為，即被認定是腦部生病，給予「注意力不足過動症」的診斷，接著藥物治療，這樣的處置看起來順暢無比，但卻讓人憂心。

憂心什麼呢？**如此的處置，有可能會發生一個巨大的問題，那就是：忽略了，也遮蔽了其他可能是真正困擾孩子的各種因素。**

十、診斷與服藥，只有正面的好處嗎？

給老是惹麻煩的孩子一個「注意力不足過動症」的診斷，再給他可以改變行為的藥物，這看似解決了老師、父母和孩子三方面遇到的困境。

可是，現實生活往往無法如此簡單安排。

早期，當我剛開始講注意力不足過動症時，我是依照教科書教我們的病因、症狀、診斷、治療和預後，這樣來談的。

但有一回，當我講到病因，提到首先是遺傳的時候，我的眼角瞥到一位女士在掉

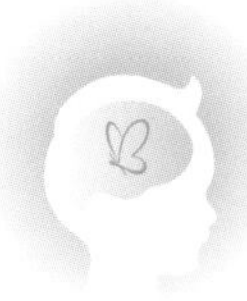

淚，同時拿面紙一直在擦拭淚水。

演講結束，我特別走向她。

我關心地問她：「還好嗎？」因為我看到她在流淚。

結果，她告訴我：「妳剛剛說注意力不足過動症與遺傳有關，那就是我害我的孩子的啊！他遺傳了我啊！我害他得了這種終生不會好的病。既然是遺傳，也就是已經無法改變了。生來如此，我們只能認命了。不是嗎？」

這樣的結果，絕非我演講所希望帶給聽眾的。

將孩子的行為完全歸咎於一種因遺傳而得來的病，有部分的大人可能覺得鬆了一口氣，但卻有另一部分的大人，萌生愧對孩子的罪惡感。

終究台灣在公共資源上，所能提供給注意力不足過動兒的協助並不多，多半要依靠家庭薄弱的力量。

台灣整體社會的氛圍，又缺乏包容、接納、欣賞多元的素養。我們對不一樣特質的孩子容易產生異樣的眼光。**特別的孩子往往無法擺脫被排擠與歧視的命運。**

我期待過動兒被賞識的那一天

父親：「我辛辛苦苦將我孩子的病藏了起來，你卻把它公開。」

我曾經與人本教育基金會合作拍攝一部關於注意力不足過動兒的紀錄片。拍片的用意是希望讓更多人認識，有許多珍貴特質的注意力不足過動兒，在台灣的現實生活中，遇到了許多的難題。

這本是一部很有正向宣導意義的影片，可是我們遍尋各個認識的過動兒，都沒有人願意出來拍片。

後來一位已經認識十幾年的母親和她的孩子，終於願意挺身而出。但拍完片，孩子的父親在得知之後，勃然大怒。他說出了許多人埋藏在焦慮、害怕下的心聲：「我辛辛苦苦將我孩子的病藏了起來，不讓別人知道。你卻把它公開，讓世人都知道。」

聽完這段話，我除了吃驚，更多的是悲傷。

注意力不足過動症，明明是具有熱力十足又風趣幽默的特質，為何被形塑成見不得人到必須隱藏的病？為什麼？

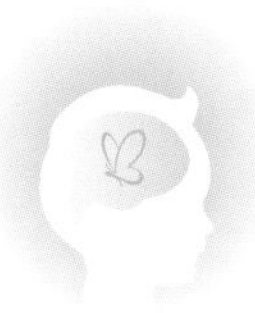

二〇一六年，我們舉辦「動動兒數位敘事工作坊」，希望不再總是老師、醫生、父母、心理師這些大人在談論這些孩子，而是由過動兒自己透過影像來說自己的故事。我們聘請了大學教授、各專業的人士來教導孩子們，如何運用手機拍片來表達自己。我們精心籌劃這一個完全免費的活動，但沒有料想到的是……沒有人來報名。後來，費了九牛二虎之力，包括友情贊助的朋友，總共只有五個人報名。

我詢問孩子和家屬，還是同樣的原因：沒有人想曝光自己的孩子是過動兒，孩子自己也是；沒有人想努力化解世人的誤解與異樣眼光，那樣做，恐怕自己會先受傷累累。

「過動兒自己的聲音沒有人聽到，就算了。我們已經不想掙扎與奮戰。」這是一位過動兒母親給我的回應。

孩子：「如果我不服藥，我會不會又變成以前那個讓人失望的小孩？」

如果真的像許多專業的大人說的：「注意力不足過動症，就是一種疾病，一種腦部的疾病」，像是老人得到高血壓一樣尋常。既然如此，為何孩子與大人必須如此躲藏？

我遇過幾個從小學一年級即開始服用過動症藥物的孩子，一直到讀高中，甚至到讀大學，都還在持續服藥中。亦即服用了十幾年的藥，不敢停藥。

我看這些孩子的情況穩定，行為也能自律，便勸他們也許可以慢慢停藥了。

結果，孩子們的反應，嚇我一大跳。

一個孩子眼淚流了下來，嚎啕大哭地說：「李醫師，妳不要叫我停藥啦！妳知道，我讀書考試，都有服藥的。如果不吃藥，我考試成績一定會很糟的。那我怎麼辦？」

另一位大孩子告訴我：「如果我不再服藥，我還能這麼好嗎？我會不會又變成以前那個讓人失望的小孩？如果以前的我，是讓人擔心、失望的，今日的我，是讓人滿意、符合社會價值的，那是藥物使我變好的。」

聽了這些孩子的自白，我的心揪緊成團。

我們一直以為服藥讓孩子成績進步，會增進孩子的自信心。可是，**有些時候，卻造成孩子無法掌握自己是誰**。那個表現優秀的人，是我嗎？我的好成績，是因為我的努力，還是因為藥物的幫忙？沒有了藥物，我會是誰？

所謂的自信心，竟然不是真的自信心，而是建立在藥丸上的「它信心」。

十一、是誰汙名了「注意力不足過動兒」？

專家們經常呼籲：請不要汙名化特殊兒童。可是另一方面，我們又經常看到專家們透過各種媒體，無論是新聞、衛教文宣、各類演講、召開記者會等方式，甚至在診間看診中，一再告知老師與父母們：注意力不足過動兒，要早期發現，早期治療。如果不治療，青少年時期即會出現低自尊、焦慮、憂鬱、學習困難，長大之後容易有反社會人格，會經常闖禍，為非作歹，從事八大行業，一再進出監獄、法院……

甚至有時出現了駭人聽聞的社會新聞時，專家又會發言提到這個兇嫌，應該是沒有治療的過動症患者。

這些不負責任的說詞，是對人生才剛要啟航的孩子，宣判了他們的終極命運——「你生來有極大可能會成為罪犯。」同時，也宣告了專家的地位——「只有依靠我，你才能得救，我是你的救世主。」

社會上對某一類人的集體印象，便是這些媒體訊息一點一滴累積而來。認為不要汙名化的是專家，但帶頭汙名的，也是專家。

孩子能感受他人對此疾病的不友善態度

當背負著家裡有「預測中的未來罪犯」的汙名，那麼，有哪一位父母不會悲傷？誰能不想遮遮掩掩？誰敢光明正大示人？

孩子是如此敏感，他能感覺到父母對此疾病的羞愧不安，他也能感受到他人對此疾病的不友善態度。

有好幾位母親前來向我哭訴：「早知道會變成這樣，我就不該在一開學時，就主動告訴老師，我的孩子是過動兒。我沒有想到，自從我告訴老師，孩子是過動兒之後，只要我的孩子和別的小朋友起衝突，老師不問青紅皂白，全部都說是我孩子過動引起的。

「別的小朋友經過電扇時，拉起衣服吹涼風，沒有關係；我家孩子拉起衣服吹涼風，老師就說他是行為乖張、衝動控制失調。老師也說我的孩子會打人、會罵人，但她沒去瞭解事情的真相與起因，直覺就說是我的孩子過動作祟。所以我很後悔入學

前，先跟老師說孩子的狀況。這根本是害了孩子，讓他被貼標籤，也讓他失去很多替自己辯解的機會。」

老師的反應：「你今天是不是忘記吃藥了?!」

我甚至收到一位孩子寫給我的信：「別的小朋友欺負我，我哭，老師說：『妳是過動兒，沒有反駁的權利，哭什麼哭！』就這樣，六年過去了……老師繼續欺負其他的過動兒。如果老師的小孩也是過動兒，看她自己好不好過。」

另外，若有過動兒對老師不以為然，上課站起來嗆老師，老師的反應經常是：「你今天是不是忘記吃藥了?!」

也有家長氣憤不已地告訴我：「老師在課堂上，向全班同學宣布我孩子是過動兒，有在吃精神科的藥，還要我小孩明天帶藥來給全班同學看，惹得全班同學哄堂大笑。我的孩子回家大哭，不願意再去上學。」

老師如何詮釋注意力不足過動症，深深影響其他學生如何看待過動的同學。嘲弄、揶揄的口吻與態度，便是汙名的始端，也是汙名的結果。

母親的內疚，如萬丈深淵

曾經有一位母親來診所，先提到自己為失眠所苦，然後竟然趴在桌上嚶嚶哭泣了起來。

原來她的孩子在國中一年級時，被導師說是過動兒，要求母親帶孩子去就診。據母親說，她只帶孩子去看過一到兩次診，醫師即開藥給孩子。因為母親並不認為孩子需要服藥，就把藥擱著，根本沒給孩子服用。

等到二年級時，導師換人了，孩子的狀況穩定許多，完全不需要看診。沒想到國中畢業，孩子報考軍校，筆試過了，但卻被刷下來，沒有錄取，據說理由是他有精神疾病的紀錄。

孩子怪罪母親為何那時候要帶他去看精神科，毀了他一輩子的人生。

母親的內疚，如萬丈深淵，深不可拔。

注意力不足過動症的人不能擔任軍職，這又是哪一種汙名呢？（註）甚至連人壽保險，也會因為病歷上有這個診斷，而被拒保。

汙名的累積影響，無所不在，無遠弗屆啊！

註：經各方反映之後，據說這種情況已在調整中。

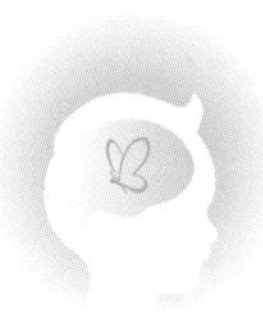

十二、關於注意力不足過動症，不是只有一種說法

台灣的主流，談到注意力不足過動症，完全是聽從兒童精神科醫師的說法——它是一個需要長期抗戰的腦部疾病，服藥治療是許多醫師所認為必要的處置。

這樣的認知，已成金科玉律，無法容下第二種不同的觀念。

即使其他醫師或其他專業，如輔導老師、心理師、職能治療師、社工師有不同的意見，也會被封殺。

可是，**在世界上其他各國的專家論述中，並非只有一種聲音**。

二〇一五年，美國非常著名的精神科醫師Dale Archer寫了一本科普書《注意力不足過動症的優勢》（*The Advantage of ADHD*），是那年美國最暢銷的科普書。Dale Archer醫師認為，如果能善用過動症的特質，反而能成為讓有過動特質的人成功的關鍵。書評是這樣寫的：「這本書將ＡＤＨＤ視為個人的一組特質與獨特的學習方法，而非將它看作病態或失常。作者帶領精神病學往正確的方向邁出一大步。」以這樣的眼光看待過動症，對許多人而言，絕對是很另類的觀點。不過，進一步深刻思考，也不禁讓人拍案叫絕，點頭稱是。

孩子雖然有讓人頭疼的特質，但同時也有許多優點

我們習慣特別關注孩子的過動特質中，那些讓大人傷透腦筋的，例如：無法專注於課業上、做事虎頭蛇尾、無法完成指定的規定作業、無法控制衝動、無法遵守行為規範與遵從指令、經常出現危險行為、永遠不會停……

不過，如果大人能夠靜下心來，仔細看著眼前這個過動的孩子，大人將能發現孩子雖然有這些讓人頭疼的特質，但同時也因此有許多讓人刮目相看的優點。例如：對自己感興趣的事物，表現出驚人的專注力、過人的耐心與持續力；思考速度很快，思考內容很多，急於與他人分享；會質疑權威、挑戰威權，顛覆不合理的規範與限制，不

當順民；精力旺盛，充滿好奇心，敢冒險……

同樣的特質，顯現於外的，有大人喜歡的部分，也有大人不喜歡的部分，端看大人挑了哪一個部分，來定義孩子。

如果我們不要強迫孩子做他做不來的事，相反地，**我們讓孩子往他的特質去發展人生**：愛冒險、對有興趣的事物全心投入、擅長同時進行許多事、熱情、動作快、點子多、顛覆傳統、不愛墨守成規等等，讓過動兒有機會發揮這些珍貴的特質，就如同書上所說：過動症不再是病態，而是一種會發光、發亮的特質。

別急著對孩子們的「好奇心、活力與追求新奇」投藥

康乃爾大學的精神科教授Richard A. Friedman，在二〇一四年十月曾經發表一篇文章，談論「過動兒的自然治癒法」（A Natural Fix for ADHD）。Richard A. Friedman教授認為如果你有這個「病」，真正的問題是：這個你居住的世界，對你的大腦來說，根本就引不起你的興趣。

他呼籲大家不要急著對孩子們的「好奇心、活力與追求新奇」投藥。因為一旦在對的環境裡，這些特質一點都不是缺陷，而是貨真價實的有利資產。

Dale Archer精神科醫師與Richard A. Friedman精神科教授，他們兩個人的論點頗為相近。而這樣的論點，也必然是經過長年面對患者，累積多年的經驗之後的省思。

我們對台灣現況的擔憂

二〇一三年，美國哈佛醫學院教授Jerome Groopman對美國節節高升的過動兒診斷與藥物治療憂心忡忡，他因此寫了以下的文字：「有一股巨大的逼迫力，正撲向那些被認為是所謂行為不正常的孩子而去，要是他們無法安靜地乖乖坐在書桌前，那就是病態的，而非他們本然的兒童性。」這樣的說明，也正是今日我們對台灣現況的擔憂。

另外，在華盛頓大學小兒科、西雅圖兒童醫院「兒童健康與行為發展中心」的Dimitri Christakis教授，在二〇一六年發表了一篇文章，他要求醫師、老師與家長必須重新全面性地省思對所謂的注意力不足過動症的診斷，尤其是高度用藥處理的整個架構。他甚至認為過動症是對孩子有害的診斷。

杜克大學榮譽教授艾倫・法蘭西斯在二〇一六年發表了一篇文章，刊登於《哈芬登郵報》上。文中指出被尊稱為注意力不足過動症之父的Keith Conners對過動症現今被如此濫用，感到痛心。

他認為**注意力不足過動症的診斷與處理，需要透過密切觀察、等待、忠告、家長訓練、環境改變、減少壓力以及心理治療等步驟。**醫師若僅僅用二十分鐘聽病人的說法，並接著進行醫療檢查或其他療法。這樣的時間壓力，保證醫師們在確認過動症這種複雜疾病時會出錯。

而且注意力不足過動症的診斷，應該是萬不得已的下下策，而非一種自動反射或是速戰速決下的權宜之計。他建議還不如把大部分的經費花在推動班級小班制和增加體育課，才是比較聰明的做法。

孩子服用藥物，只是讓教室易於管理，而非改善孩子的狀況

二〇一六年，美國出版的科普書《精神病大流行》，認為要注意力不足過動症的孩子服用藥物，只是讓教室易於管理，並非改善孩子的狀況。

二〇一七年，英國的兒童與青少年精神科醫師Annie Swanepoel和兒童青少年諮商心理治療師Graham Music等人發表了一篇文章，談「從演化的觀點思考，幫助我們瞭解注意力不足過動症」，文中提出不只來自個體本身生理性的問題，還需要考量個體與

環境的關係，環境包括自然環境和人為的文明社會制度等，同時認為過動基因能傳下來，必然有其適合生存的因素。

在實務上，有很多教育現場的老師，也曾經與我分享過類似的感觸：「被說是過動症的孩子，在A班是大問題，在B班卻不成問題。很多是老師個人班級管理的能力與教育理念有偏差。如果轉去看兒心科醫師，馬上就是吃藥了。」這是一位輔導主任的表述。

我在報紙上看到一位老師的投書：「實習時，我們得到的教育，說這是一種病症。嚴重的話，需要吃過動兒的藥，聽起來好像用藥物就可以解決孩子好動的問題。我看了一些書，也去學習一些跟兒童以及教學相關的課程。我慢慢發現，每個孩子行為出現差錯，背後都有原因。很多時候，家庭給孩子很大的影響，孩子會在外面把問題顯現出來，但是也有小孩是營養不良或學習遇到問題。我發現，如果有找到問題真正的來源，並給予適當的幫助，他們的狀況通常會有改善。」

深感愧對學生的特教老師

曾經有兩位特教老師，她們難過地告訴我：她們覺得愧對學生。因為有些被診斷為

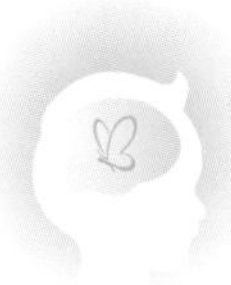

過動症的學生吃過動症的藥，根本沒有改善，可是她們還是叫學生繼續去看診，然後就一直被增加劑量。雖然她們明明知道，有時其實是老師的問題，可是學生還是被診斷為過動兒，然後服藥。

不過，有一位花蓮市市區小學的輔導老師，她說：「每一個被說是注意力不足過動症的孩子，我都會入班觀察，看老師班級經營的方式；也會做家庭訪視，探望孩子在家裡時，與家人互動的情況。到頭來，往往老師和家長才是我的個案，孩子本身其實好得很。我這樣協助孩子，到目前為止，沒有一個孩子被我轉去醫療院所看診吃藥。因為他們真的不需要啊！」

不只這一位輔導老師，我從許多老師身上看到，一個老師只要有足夠的專業能力和關心孩子的熱情，其實可以發揮無比強大的影響力。

十三、關於「正常」與「不正常」

醫療存在的目的是為了醫治人類生病的身心靈，使其邁入健康或是正常的狀態，而有幸福感。

■但「正常」是什麼？「不正常」又是什麼？

■和多數人不一樣，就是不正常嗎？

■誰來定義正常與不正常呢？誰說了算？

■今日的不正常，明日還是不正常嗎？正常與不正常的定義會是恆常不變的嗎？又是哪些因素會影響正常與不正常的定義呢？

■如果有不正常，就一定要調整到普世認為的正常嗎？

■ 調整成正常，幸福感就能跟隨而來嗎？

■ 當正常與不正常的定義發生在小孩身上時，是誰要小孩變正常？是為了誰的幸福感？這樣的幸福感是誰營造的？

以上我拋出的許多疑問，是**希望提醒大人：正不正常，絕非一刀兩斷，黑白分明的診斷，尤其是無法從具體檢驗數據或影像檢驗而來。**

我以舉例來幫助大家思考，可能比較容易理解。我以一個曾經被認為「不正常」，如今已經被認為是正常的狀態——同性戀來說明。

一九七三年之前，在《美國精神疾病診斷與統計手冊》（DSM）裡，同性戀是屬於精神疾病，必須以藥物、電擊等來治療。

一九七三年之後，美國的精神醫學界不再認為同性戀是疾病，而是屬於人類正常的性傾向。

一九九七年之後，甚至認為試圖以各種方式改變性傾向，是違反職業道德的。

同性戀者還是同性戀者，他們沒有改變。改變的是專家的定義，改變的是生活環境與法律。他們的幸福感，不是因為他們被調整成和大多數人一樣，而是圍繞在他們周圍，與他們的生活息息相關的整體環境改變了，改變成他們也能幸福生活的樣態。

左撇子曾經需要被矯正

周遭還有許多類似的例子。記得我們小的時候，凡是左撇子，都會被認為不正常，必須矯正為右撇子，和多數人一樣。說「矯正」是好聽，其實很多小孩都是一路被打左手心，打到只敢用右手拿筷子吃飯，用右手拿筆寫作業，大人才肯罷休。

左撇子若生活在被認為「左撇子是不正常」的年代，很辛苦。剪刀、美工刀、鍋鏟，還有許多用具，都是依照慣用右手的人來設計。可是當社會邁向更文明化、多元化發展之後，各種工具的設計，開始兼顧左右手均能掌握，也有專門為左撇子設計的各種用品。尤其，電視上經常看到前美國總統，例如歐巴馬拿起筆寫字時，竟然是用左手。左撇子在台灣也漸漸不再是需要被改變的天生特質。

吳季剛母親的「慶幸」

製作前美國總統歐巴馬夫人蜜雪兒禮服的旅美名服裝設計師吳季剛，從小是一個不按牌理出牌，不愛讀書，不睡午覺，只愛動手做東做西，又愛質疑老師，好打抱不平，無法適應台灣制式教育的孩子。

他的母親陳美雲在《愛，讓孩子做自己》一書中寫下：「我常在想，若二十多年前

就出現『過動兒』這個名詞，吳季剛很有可能會被貼上標籤。我只能慶幸自己當初沒有把孩子的精力充沛當成一種病，否則就不會有『華人之光Jason Wu』了。」

吳季剛母親的「慶幸」，發人深省。早生了二十多年，我們因此少了一個過動兒，而多了一個精采絕倫的吳季剛。

每一個孩子都要塑造成「溫和，合群，和氣，聽話」嗎？

正常與不正常的界線，是如此模糊難辨，甚至因為時空不同，判斷也不同。

我們必須得承認，「注意力不足過動症」的診斷，不像糖尿病、高血壓、肺炎等疾病，有明確的數據與檢驗確定診斷，無論是在哪一個國家、由哪一位醫師來診斷，都是一致的，不會因人因地而異。

注意力與活動力的強度，則像個光譜，無法定量。現在使用的量表，依靠的是診斷者與觀察的成人主觀的認知。

如果將注意力與活動力，從強度最強的特質排到最弱的，以連續的光譜來排序，也就是：過動，分心，衝動，急躁→活潑，外向，好動，勇敢→溫和，合群，和氣，聽話→安靜，內向，乖巧，順從→寡言，孤僻，退縮，委靡。

我期待過動兒被賞識的那一天

正常與不正常的分界，應該劃在哪裡呢？每一個孩子都要塑造成「溫和，合群，和氣，聽話」嗎？比其他人好動、急躁的孩子，就該劃入不正常的病態嗎？如果要求每一個孩子的特質都如此相似，那麼，這世界要這麼多種不同特質的人類做什麼？每一個孩子都溫良恭儉讓，將會形塑什麼樣的社會呢？訂製一個公務員型態的社會？這是我們大人所要的嗎？

我認為這樣的界定是非常困難且危險的，這樣一致的社會絕對無法發展出多采多姿的各種風貌，更不可能有諸多創意十足、突破性的創作與發明。

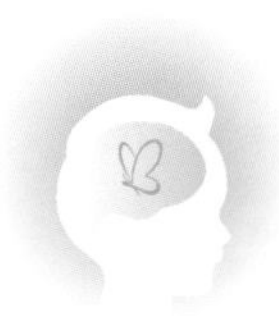

十四、過動症診療的不確定性

在我的門診，偶爾會遇到已經帶孩子去看過好幾位醫師的父母，又帶孩子來看診。可能先看過A醫院的兒童精神科，A醫院的醫師說是過動兒，必須要服藥治療。但孩子的媽媽覺得醫師看診太草率，她不信任醫師如此快速的診療過程，於是再帶孩子去B醫院。結果B醫院的醫師認為孩子的症狀並不明顯，建議再觀察看看即可，不必吃藥。

兩位醫師不同的觀點與建議，使得媽媽因此不知如何是好。只好再來找第三位醫師。

我也收過一位家長的來信，提到他的孩子在澳洲，到兒心醫師處看診。醫師認為孩子的情況輕微，只需要追蹤，毋須服藥。但才剛一回台灣，馬上被老師要求去看兒童精神科，而且醫師一看完診，馬上開藥，說孩子一定要服藥。

家長問我，為什麼差別這麼大。

坐在地上上課的孩子

是的，我自己的朋友也遇過類似的經驗，只是狀況剛好相反，他是從台灣移民到國外。

在台灣時，朋友的孩子被診斷出過動症和妥瑞氏症，被要求持續服藥，可是即使服了藥，孩子的狀況依舊層出不窮，讓人傷透腦筋。

朋友曾經無奈地訴說孩子某一天惹的禍。她孩子的球鞋總是很快就被穿爛、穿壞。有一天，孩子穿了一雙全新的球鞋去上學，但回家時，整雙鞋卻已經燒焦了。

朋友當然氣急敗壞，質問孩子是怎麼弄的。

只見孩子氣定神閒地解釋：「我用美工刀，在球鞋的鞋面上挖幾個洞，再抽幾張面紙，捲一捲，塞在洞裡，然後，拿打火機點燃面紙，就變成這樣了。」

朋友聽到後，瞠目結舌地問：「你為什麼要這麼做？」

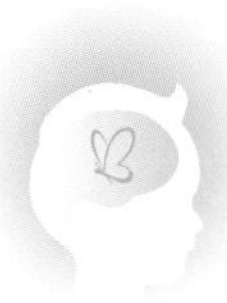

孩子回答：「學校不准我們抽菸，我就讓鞋子抽抽菸啊！」

當場，聽得我捧腹大笑。

朋友說：「如果是妳自己的小孩，妳還笑得出來嗎？」

那當然要看一雙球鞋多少錢了。一雙如果要兩千元，當然笑不出來了。

後來朋友全家隨先生到南非。一到南非，朋友趕緊帶孩子去看兒童精神科醫師。南非的兒心醫師與孩子談完話之後，竟然告訴朋友：「妳的孩子沒有病啊！不用吃藥啊！」

孩子從此展開沒吃藥去上學的生活。

只是朋友實在很擔憂。有一天，她特地抽空到學校請教老師，順便探望孩子。

老師說孩子上學的情況，沒有什麼問題啊，完全不需要吃藥。

不過當朋友去看孩子時，卻發現孩子根本沒有坐在自己的座位上，而是坐在教室最後面的地板上。

朋友問老師：「我的孩子坐在地上上課，這樣可以嗎？」

老師納悶地回答：「只要不干擾其他同學上課，坐在哪裡，有什麼關係嗎？」

朋友的孩子到南非之後，變成沒有病，也不需要服藥。目前這孩子已經在美國麻省理工學院就讀。

孩子行為背後的動機與心情

相信許多人本身或聽過他人，也都有類似的經驗：**同樣一個孩子，經由不同的醫師看診，卻有不同的看法與建議。**

我對年輕醫師們上課，提到這個主題時，曾經有年輕的醫師給我的回應是：「在台北，很多孩子都是這樣吃聰明丸的。小孩功課不好，上課不專心，就被要求去看兒心科，然後快速看診，就給藥，這很多啊。跟診常看到啊！」

快速看診，只會看到孩子外顯的行為，但是看不到孩子行為背後的動機與心情。

我曾經詢問過一位頗受敬重的兒童心智科醫師，關於有些兒心科醫師快速看診、快速診斷、快速開出藥物處方的做法，是否妥當。

他回答我：「有經驗的兒童心智科醫師，小孩一進來診間，我們看一下，甚至量表都還沒有填，我們便已經知道他是不是過動兒。這是專業的經驗與能力，不是草率看診。」

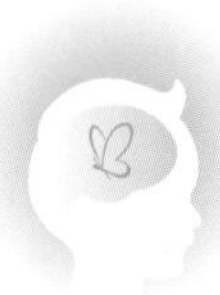

也曾經在網路上看到某精神科醫師的辯解文字，是這樣寫的：「在兒童青少年精神科門診，常被提到是否過度或者草率診斷，聽到的批評是看一眼就下診斷，但是在此想要請問各位，如果是皮膚科醫師一眼就看出病灶，大家會覺得他／她很厲害，還是診斷草率？」

這樣的說詞與比喻，著實令人先訝異後感到悲哀。原來在某些精神科醫師眼中，診療孩子的行為是否異常、是否構成疾病，是和診療香港腳雷同的。孩子被視為沒有心理反應、不必應付外在壓力、不會思考的物體。他的外顯行為，不被認為與心理活動有關聯，而是被當作一眼即可看穿，簡單易懂到毋須多問的腦部疾病所呈現的症狀。

孩子不被當作是一個身心靈社會共同影響下的一個完整的人，而只是臟器控制下的一副軀體。診療孩子的精神狀態，原來只需要看「皮毛」。

並非全世界的醫師都是如此看待孩子

可是，並非全世界的醫師都是如此看待孩子。

尤其是歐洲體系的精神醫療，他們認為**孩子呈現的行為，病因可能是生物性，也可能是社會心理因素所導致，更有可能是多重因素所造成。**無法單以症狀的存在來判斷是否異常，因此必須經過長時間的觀察與診療，同時需要與家庭醫師、社工師、心理師、職能復健治療師一起討論。

以法國為例，精神醫學會鼓勵醫師將孩子的注意力與過動問題放在更廣的心理與社會脈絡中，醫師有責任去拆解、釐清與處理，也鼓勵醫師去思考病因，並且指認那些「與環境相關的因素」，例如：情緒、教育、社會與文化欠缺（cultural deficiencies），以及虐待與忽略。

即使確定診斷，處理也傾向多元的治療取向，協助解決影響孩子行為的原因，而不是只診斷給藥。

藥物的使用是慎重的，且並非第一線必要的處置。

十五、這些孩子可能會被誤以為是「注意力不足過動兒」，但還有許多情況，容易被誤以為是「注意力不足過動症」

我曾經遇過一個就讀小學三年級的男孩，一進診間，他跟我聊了三十分鐘之後，我將他「放生」，和他的父母繼續談。

在我和他的父母談話時，他衝出診間，再衝到掛號處，衝來衝去，約莫有十來次。衝完，小男孩開始往診療床跳。要跳上診療床並不容易，所以他還會先來一段助跑。跳上診療床之後，他會再跳下來，助跑、跳上床、跳下床、助跑……這樣又十來次。接著，他把我剛剛和他玩的好幾疊遊戲王卡，先像炒米粉似的大鍋炒，炒得卡片四處飛，然後，乾脆像天女散花般，將遊戲王卡往天花板拋去，卡片撒落一地。診療床上的毯子和枕頭被他踢到地上，地上則鋪滿了遊戲王卡。整個診間亂七八糟到難以想像。

如果我的觀察只停在這裡，我一定會說：「是的，他是一個過動兒。」可是，在我繼續和他父母談話的一個多小時裡，玩遍了我診所內所有的玩具之後，他竟然在候診室選了一本不是漫畫，也不是繪本的故事書，然後就坐在診療床的角落，靜靜地讀書讀了四十分鐘。

我訝異地問他的父母：「他在家裡也會這樣安靜地閱讀嗎？」

父母說：「當然會啊！他很喜歡閱讀，一讀，可以讀一整個上午，但就是不喜歡讀課本。」

我肯定地告訴他的父母：「你的孩子精力充沛，充滿好奇心，需要大量運動的時間。可是，他不是過動兒。」

若非經過兩個多小時的觀察，我差點就誤判了一個孩子。

當母親與老師所做的量表差距甚大

當我們帶孩子到精神科就診之後，醫師經常會給父母和老師幾張評估孩子的量表，有時也會安排做智力測驗和專注力測驗。

曾經有一位母親，淚眼婆娑地說著孩子在幼兒園，才第一個月，如何被老師嫌棄，說孩子不會使用剪刀、不會綁蝴蝶結、不會做許多其他孩子都已經會做的事。

母親說自己親手帶大這個孩子，她們日日朝夕相處。她什麼事都替孩子做得好好的，孩子確實缺乏使用各種工具的動手機會。

「老師要我帶孩子去醫院評估，說她有注意力不足的問題。到醫院後，醫師拿了量表，給我和老師填。我發覺老師和我寫的，差距好大。我們好像是在寫不一樣的小孩。

「我把量表交回給醫師。醫師卻說當父母和老師寫的情況差很多時，她會採信老師的，因為我只養一個小孩，觀察太主觀。老師同時帶二十幾個小孩，這樣的觀察，比較客觀。」

母親說到這裡，已經泣不成聲：「難道就不能讓我的孩子慢慢學嗎？」

我告訴母親，我並不認同「老師說的才是對的」這樣的觀點：「正因為全班有二十幾個小朋友，老師能花多少時間和精力在妳的孩子身上？更何況老師和妳的孩子才認識一個月不到，孩子可能都還在適應環境的階段，這樣的觀察深度以及對孩子的瞭解程度，怎麼能夠和妳從孩子出生至今，天天二十四小時的相處相比呢？」

可能失準的測驗

即使是做所謂的測驗，看似很科學，也會因為孩子當下的狀況而失準。

有一位父親義憤填膺地告訴我：「我兒子被帶進一間房間說要做測驗，不准我們大人跟進去。孩子突然被迫和我們分開，嚇壞了，一直哭喊。我們聽到孩子在房間裡還繼續哭喊的聲音，然後測驗做完了。我的兒子被診斷有過動症。」

這樣測驗出來的結果，可信度自然低。

曾經有一位在育幼院長大的小一孩子，經測驗後，被診斷為注意力不足和智能不足。

他很愛畫圖，我給他筆和圖畫紙。他畫了他的家、爺爺奶奶的家和幾棵大樹。他自己的家裡有爸爸媽媽哥哥妹妹和他。但在他家門外，卻多畫了一個人。

「這個人是誰？」我問他。

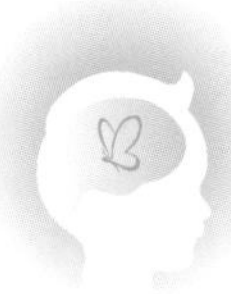

「妳沒有看到他手上有手銬嗎？他是小偷，是壞人，警察要來把他抓走了。」

然後，他向我要了不同顏色的筆，原來他要畫一間牢房。牢房裡關著壞人，壞人與牢房的鐵條，必須用不同的顏色，否則分不出鐵條在外，壞人在內的裡外層次感。

我當下內心驚喜不已。

他很喜歡遊戲王卡，我挑了一張星星很多的送給他。在遞給他遊戲王卡時，我問他：「數數看，這張卡有幾顆星？」

我猜想著，才剛上小學的孩子，數數大概會一顆星一顆星的數，厲害的會二四六地數，結果，這個被診斷為智能不足的六歲孩子，只瞄了一眼卡片，我這老花眼都還沒有數完時，便告訴我正確答案：「十顆！」

或許智力測驗的題目內容，對在育幼院長大的孩子而言，乃是陌生的情境。例如：如果問從來沒有搭過捷運的孩子，關於捷運的問題，這些孩子一定也答不出來一樣。

不過，還有許多情況，也容易被誤以為是注意力不足過動症：

1. 身體有其他的疾病被當成過動兒

曾經在報上讀到一位眼科醫師的投書，描述在他診所遇到的一名弱視兒，被誤以為是過動兒的經過。

這個小病人五歲時，到好幾家大醫院、經四位兒童心智科醫師鑑定確診為過動兒，同時也治療了一年，但是改善不大。

升上小學一年級之後，檢查視力，才發覺孩子有嚴重的弱視。經視力矯正之後，所謂的「過動症」同時改善，學習也進步了。

孩子看不清楚老師教學時的書寫，自然不瞭解老師在說什麼。既然看不清楚，只好自己找樂子來玩。**所謂的過動兒，其實是弱視兒。**

我自己也曾遇到一位**重聽兒**，卻被老師誤以為是注意力不足。這個孩子長得高大，座位被安排在最後一排。因為重聽，聽不清楚老師上課的內容，老師叫喚他，也不知道要回答，呈現放空的狀態。後來戴上助聽器，同時老師將他的座位挪到第一排之後，孩子放空的狀態改善許多。

還有現在很普遍的**過敏兒**，眼睛癢、鼻子癢、皮膚癢、鼻塞，流鼻水……以上的症狀，足以讓孩子一下子揉眼睛，一下子挖鼻孔，一下子搓鼻子，一下子彎腰抓癢，大人不明就裡，單只看他動個不停，「過動」的標籤便貼上來了。

另外，**氣喘兒**經常服用來改善過敏體質的藥物「欣流」，也有少數孩童使用之後，會呈現躁動不安、情緒暴躁的情況，往往也會被誤以為是過動症。其實停藥之後，躁

動情況便能緩解。

2. 有其他的障礙被當成過動兒

曾經有一位母親與我分享她兒子的遭遇。

從讀幼兒園開始，她的兒子即問題重重，上課不是吵鬧不休，就是躲起來，讓老師找不到小孩。老師講故事，其他的小朋友聽得津津有味，他卻滿場奔跑，完全無法靜下來聽故事。

老師高度懷疑孩子是過動兒，母親便帶孩子前往醫院就診。醫師先安排職能治療，母親說他們遇到非常有耐心的職能治療師。

不過，治療師透過與孩子的互動以及長期觀察之後，告訴母親：「妳的孩子不是過動，他是有嚴重感覺統合失調的問題。他無法透過文字來瞭解抽象的意涵，必須使用非傳統的方式來教導他。」

孩子六歲後，沒有上一般的小學，而是以自學的方式學習。孩子現在已經十歲，充滿求知欲望，會主動找尋學習的素材。**最重要的是，孩子找到他獨特的學習方式**，心情開朗，是個陽光少年。

3. 愛運動的特質被當成過動兒

那天，一位父親帶著臉圓嘟嘟，四肢精幹的小二孩子進來診間。父親說：「老師抱怨孩子下課一條龍，上課一條蟲，是不是有注意力不足過動的問題啊？」

雖然是第一次見面，但孩子一點也不怕生，圓臉上掛著充滿稚氣的笑容。他喜歡上學，因為有許多好朋友，下課他們都會一起玩。他最喜歡上體育課了，所有的運動項目，他都喜歡。

他說：「我喜歡打棒球、跑步、溜直排輪、騎腳踏車、踢足球。我還會做伏地挺身，來，我現在就做給妳看！」

孩子果真把還背著的書包，往地上隨意卸貨，然後身體整個趴到地上，用雙手雙腳撐起，邊做伏地挺身，邊喊著：「一、二、三、四……」

我心疼地望著眼前這位未來的運動選手，心想：孩子，你沒有問題，你就是個愛運動的人。數學、語文的學科無法吸引你的興趣，但是體能運動卻是你的強項。只是你不幸生長在一個不健康的社會，**會背書，不愛運動的孩子，大人不會說他有問題；相反地，愛運動，不愛背書的孩子，卻無法被接納。**

曾經有一個參加大學熱舞社團的孩子告訴我：他們社團好多同學也都曾經被診斷為過動兒。

有一個孩子還看診了好幾年，剛開始有乖乖吃藥，後來實在不想吃藥，便把每次從醫院拿回來的藥，都往衣櫃的抽屜裡塞，父母、老師完全被蒙在鼓裡，不知道他根本沒有服藥。

直到有一天，抽屜被藥塞到爆了，有一袋藥不小心掉出來，才被媽媽發現。媽媽氣到說：「我不會再帶你去看病了。浪費我多少錢啊！看病是要錢的，你不知道嗎?!」

愛運動、愛跳舞的孩子，在台灣這個還停留在士大夫觀念的社會，就是這麼容易被貼上過動的標籤。

4. 資賦、優異被當成過動兒

太聰明、不甘無聊的特質，也很容易被誤以為是過動。

這孩子來我診所時，已經服用過動症的藥快三年了。從小一開始，老師在聯絡簿上總是寫了滿滿的紅字，都是上課愛講話，干擾其他同學上課，而且屢勸不聽。

老師建議家長帶孩子去看兒童心智科。孩子去看了醫師，便開始吃過動症的第一線藥物——利他能。

母親主訴孩子服藥之後，反應很可怕。孩子的性情大變，焦躁不安，易怒、不耐煩，根本像變了一個人似的。

一個星期之後，母親趕緊再帶孩子就診。母親告訴醫師，孩子服藥後，情況不僅沒有改善，反而惡化，醫師便改了藥。至今服藥三年，都沒有停。

我期待過動兒被賞識的那一天

我問孩子和母親：「服藥這麼久了，你上課就不會再講話了嗎？」

孩子嘴角偷笑，母親無奈搖頭：「也沒有啊，還是講啊！老師繼續抱怨，我跟老師說：『他已經去看診服藥了，我已經盡力，沒有別的辦法了。』」

我問母親，既然服藥之後，孩子的情況並沒有改善，表示這個藥對孩子是無效的，為什麼還要繼續服藥？

母親竟然回答我：「因為醫生沒有說可以停藥啊！每次看診，醫生都會幫我們預約下一次就診日期，我們只好一直看診，一直吃藥。」

唉，我們為什麼如此乖巧？乖巧到對權威失去該有的質疑能力呢？

這孩子的成績優秀，考試總是全班前三名。不僅學科學得好，也喜歡體育活動，喜歡講笑話，在班上是頗得人緣的孩子。

我問孩子：「因為你上課愛講話，講得老師上課時一再被打斷，才要你去吃藥。你

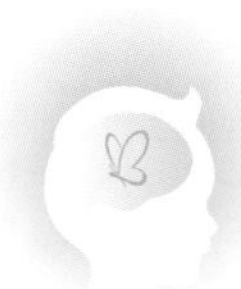

只要上課忍住，不要講話，就不必吃藥了啊！你為什麼還是要講話呢？」

孩子說：「妳知道上課有多無聊嗎？老師講一遍，我就聽懂了，老師還要講兩遍、講三遍，很煩啊！」

我恍然大悟，好熟悉的感覺浮現而出。我自己兒時求學，偶爾也會有這種心情。

我與孩子的母親討論，如何讓孩子在上課時，有其他事情可做，便不必靠講話來打發無聊。

孩子很愛閱讀，書本種類不拘。我提議請母親找老師商量，上課時，允許孩子閱讀別的書籍。

母親說她去和老師討論看看。

但孩子聽了，卻拚命搖頭，嘆氣說：「妳不用去講了啦！我們老師不可能答應的啦！」

5.老師的因素

遇過不少孩子，在原來的班級，被老師說是注意力不足過動兒，完全不受控，可是，轉學換了老師之後，孩子好似脫胎換骨，變成另一個孩子般的煥然一新。這樣的轉折，清楚明瞭，問題不在小孩，而在老師。

·隔離孩子，不是好方法

一個從一歲多即開始在我診所就診的孩子，我很難想像把他和過動兒聯想在一起。

一日，母親帶著已經讀小學三年級的孩子和一袋過動症的藥——利他能，踏入我的診間，告訴我這袋藥的由來。

原來孩子與同學起了肢體衝突，老師的處置是要這個孩子坐在教室最後面的角落，然後警告全班同學：「下課不要跟他玩，距離他一公尺。」

結果可想而知，下課時，同學群集嘲弄這個孩子：「哎喲，他來了！他來了！大家快跑，距離他一公尺。」孩子更是被激怒，於是抓到同學就打。

老師告訴母親，已經隔離孩子了，但仍然無法阻擋他去打同學，所以要求母親帶孩子去看診。

母親惶恐地帶孩子去看兒童心智科。據母親所述，醫生沒有問孩子為什麼和同學打架，只聽母親說孩子在學校發生的事，即溫柔地對焦慮的母親說：「先吃藥看看再說。」

沒幾分鐘，便診斷孩子是過動症，同時開了利他能。

母親拿了藥，直接從兒童心智科診所衝來找我。

我聽了來龍去脈之後，請母親回學校和老師好好溝通。這樣隔離孩子，情況只會更

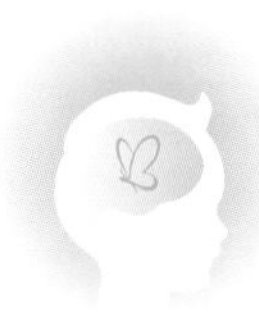

糟，並不是好方法。

幾天後，母親再度來到診所，面帶愁容地說：「我告訴老師了，但老師聽了很不高興。老師不客氣地回我：『既然妳那麼懂妳的小孩，小孩妳帶回去，自己教！』」

我看老師已經是意氣用事，不可理喻，便請母親幫孩子轉學。但母親也擔心要是轉學之後，又遇到類似的老師怎麼辦。

我有些心虛的拍胸脯保證：「不會的，我們遇到一個不適任老師，已經夠倒楣了，不會再遇到第二個。大部分的老師都是很有教育理念的。」

最後，母親還是鼓起勇氣為孩子轉學了。

轉學之後，遇到一位懂孩子的老師。老師會請孩子幫忙發聯絡簿、收作業本、擦黑板……老師告訴母親：「他很棒，他是我的好幫手。」

・將小孩當軍人管理的老師

也遇過把學校當軍營，把小孩當軍人管理的老師。

高雄的冬天，經常陽光普照如夏日，但有位老師不管天氣多酷熱，冬季就是不准學生穿短袖。孩子實在是熱壞了，便把長袖捲短。老師怒斥孩子，說他儀容不整。

孩子回家後，委屈地告訴母親。母親到學校與老師協調，提到因為孩子有異位性皮膚炎，流汗會引起皮膚炎發作，全身發癢，更影響上課的專注力。經過母親努力爭取之後，老師答應可以有條件的把長袖捲短，只是必須在上午十點之後才准許。

學生考試寫錯答案，經過訂正之後，老師不准學生再犯同樣的錯誤。但散漫的孩子一再粗心卻是常態，只好經常被老師處罰。

學生進教室，不准從前門進，一律要從後門。因為老師說從前門走進教室，是對他不禮貌。孩子上課走進教室，有時邊走邊聊天，哪會謹記在心不能從前門進入。

放學前，要到走廊排隊，老師規定孩子們必須在數到十之內完成，否則全班再回教室，重新再來一次，一直到可以在十秒內安靜排好隊為止。

我聽著孩子說這些如軍事管理的規定，想著有多少個才十歲的孩子到學校受教育，但卻像在從軍，而若無法當好小軍人，就被認定是過動兒。

這位把班級經營誤植為軍事管理，角色錯亂的老師，全班二十幾個學生，已經叫將近十個學生去看兒心科門診。在他眼中，只有完全遵從命令，一個口號一個動作的孩子，才是正常的。殊不知那樣的孩子是被嚇壞的孩子，一點也不正常。

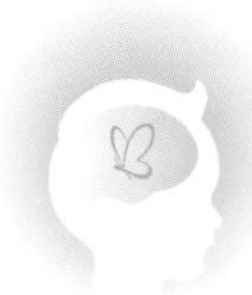

那些被老師說是過動兒而來找我談話的孩子，在問診、瞭解詳情之後，若明顯是老師班級管理不當，並非孩子有問題時，我會建議父母幫孩子轉學。

轉學之後，孩子變化之大，遠遠超乎我們所能想像。

・遇到不對的老師，成為過動兒；遇到對的老師，是好幫手、第一名和模範生

有一位讀國中的孩子，因為經常與老師作對，老師一再要求父母帶孩子去看兒童心智科，並請父母帶小孩回家，自行管教，老師認為孩子已經頑劣到無法挽救。

我聽著孩子無奈地說著被老師誤會的諸多事件。老師完全不聽他解釋，認為他就是愛狡辯。

母親說當要轉學、離校的那一天，老師連抬頭道別都不願意，應該是恨不得他快點離開，多看一分鐘都嫌礙眼。

轉到新的學校，新的導師很懂得如何與處在青春期年紀的孩子相處。孩子感覺被理解、被接納，學業成績突飛猛進、名列前茅。孩子興奮地傳訊息與我分享。

還有一位小學四年級的小男孩，父母都是在大學任教的教授。孩子口齒伶俐，思路清晰，上課老愛提出一些老師無法回答的問題，讓老師很尷尬，又耽誤老師的上課進度。

老師一再告誡小男孩：「不要講話，不要再問問題了。」可是，滿腦子奇思幻想的孩子，怎麼可能忍得住豐沛的好奇心？從此，他只要上課一講話，就會被叫到教室後面罰站。

父母到學校和老師溝通，卻被老師說孩子過動，需要去看診。

父母只好幫孩子轉學。孩子在新學校、新班級，遇到新的老師，展開新生活，然後被選為模範生。

同樣的孩子，遇到不對的老師，成為過動兒；遇到對的老師，則是好幫手、第一名和模範生。

孩子非常敏感，知道誰討厭他，誰愛他。孩子不願順服於討厭他的人，孩子會為愛他的人而努力。

6. 父母的因素

我永遠忘不了那個夜晚，從我診間傳出來的哭喊聲。

一個高三的女孩，自己進來診間，說著她從小到大，看遍高雄地區的精神科名醫：

「他們給我不同的診斷，給我不同的藥。有人說我是過動症，有人說我是亞斯伯格

症，有人說我是憂鬱症。我現在看三個醫生，三個醫生開不同的藥。妳看，這就是我現在吃的藥。」

真的是好驚人的一大包藥。

女孩接著大喊大哭：「你們有哪一個醫生會問我，從小到大，我媽是怎麼養我的？從小同學是怎麼欺負我的？老師又是如何對待我？你們有誰會問?!」

然後，她把手上那一大包藥往診間的門丟出去，大吼：「妳以為我那麼愛吃藥嗎?!我恨死這些藥了。」

我拍著她的背，連忙說：「妳可以告訴我，到底怎麼了。我聽。」

她深吸一口氣，緩一緩情緒，開口說起令人難過不已的事：「從小學一年級開始，只要我考試沒有考一百分，媽媽看到考卷後，直接巴掌就送上來。小學三年級，我不必看說明書，自己成功組好遙控飛機，老師誇我好厲害，我開心地回家拿給媽媽看。媽媽卻把我的飛機往地上一扔，踩成稀巴爛，說：『玩這個，考試能考第一名嗎?!』

「小學一年級，媽媽就帶我去看精神科，說我有注意力不足過動症。從此，我每換一個新的導師，媽媽一定第一天就告訴老師：我是過動兒。同學知道我是過動兒，嘲笑我、欺負我，還抓我的頭髮去撞牆壁。上課時，我只要發呆或是站起來質疑老師，老師會當著全班同學的面，問我今天是不是忘記吃藥了？……」

我期待過動兒
被賞識的那一天

我聽著女孩的故事，簡直膽戰心驚。

女孩來了四次，說的都是母親為求孩子考高分而不擇手段的教養方式。我決定親自到女孩家拜訪。我在她家待了三個小時，母親承認女孩說的都是事實。

母親現在也知道過去不應該這樣教養孩子，可是悔恨已經來不及。孩子服藥超過十年了，一切好像已無法挽回。

我問孩子：「既然妳那麼討厭吃藥，為什麼還要繼續去看診吃藥呢？」

孩子說：「從小到大，媽媽只有在帶我去看病時，會對我笑。」

這是一個為了母親的笑容，而成為病人的孩子。

・父母是愛孩子，還是愛孩子的成績？

家庭和父母，是孩子賴以生存與成長的依靠。孩子為了討得父母歡心，明明沒病，也會願意為父母而服藥。

一位母親帶著小六的孩子來看診，媽媽說孩子的個性溫和乖巧貼心，什麼都好：「就是學業成績不好。」

母親仿虎媽，每日監督功課，到晚上十一、二點。月考前，更是一定要考前複習再複習，即使犧牲睡眠，也在所不惜。

孩子的考試成績終於可以從七十幾分進步到九十分。本來以為孩子考得不錯，但是級距一看，竟然還是全班倒數的。

母親真是心灰意冷，於是帶孩子去看兒心科醫師。

第一位醫師說孩子是注意力不足，需要服藥治療。母親雖然讓孩子服藥了，但是內心還是忐忑不安，決定再去看第二位兒心科醫師。第二位醫師卻認為孩子很正常，並不需要藥物處置。媽媽告訴醫生，孩子服藥之後，成績有進步，於是兒心醫師只好開藥。母親再接再厲帶孩子去看第三位醫師，因為已經有兩位兒心科醫師看過診了，這位醫師完全不再對孩子做任何測驗與對話，直接開藥。

母親依舊不放心，才再帶孩子來找我。

我告訴母親，考試能考到九十分，已經非常優秀，畢竟及格分數是六十分啊。母親納悶地回應我：「李醫師，妳不會看級距嗎？九十分是全班倒數的啊。」

我無奈地苦笑說：「不是妳的孩子考太差，是他讀的那個班級，實在太扭曲了吧。」然後開始長篇大論的向母親曉以大義：人要成材，不是一定要會讀書、考高分，這是一個多元的社會，一個改變神速的世界。孩子的未來有很多條路可走，不一定要讀碩士、讀博士……

我期待過動兒被賞識的那一天

母親急了，說出她最在意的關鍵：「李醫師，妳不知道啦！現在小孩之間競爭得很激烈。每次月考一考完，我們社區的媽媽們就會聚在一起，聊誰家小孩考幾分。妳知道嗎？我都只能陪笑，什麼都不敢說。我的面子都丟光了。」

聽到這裡，我一股怒火熊熊燃起，也顧不得醫師需要冷靜理智，一巴掌往桌上一拍，怒斥：「妳究竟是愛妳的孩子，還是愛妳自己的面子！」

所以，有些孩子不是老師認為孩子是過動兒，需要就診，而是父母期待透過服用過動兒的藥──「聰明丸」之後，能考出好成績。

曾經有一位非常盡責的小學老師寫信給我：

我在小學教書，我也不希望孩子吃藥。有的孩子，父母拿藥來給我，但我覺得孩子根本不必吃藥，便不餵他吃藥了。不過，有父母因此對我嗆聲，說如果孩子考試考不好，就唯我是問。

有一個爸爸說，自己從小就是上課無法專心，書才沒有讀好，長大也找不到好工作，因此他的孩子一定要吃藥，讓他可以專心讀書，以後才能找到既輕鬆又能賺錢的工作。

還有一位家長，我告訴父母，過動的孩子要多運動，結果父母根本不甩我，放學讓孩子去上珠算班，然後孩子拿算盤打同學……

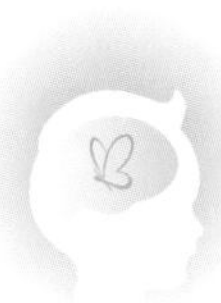

父母如此堅持己見，我們當老師的也愛莫能助。

·成績優秀的孩子，也在服用過動症的藥

是的，父母常以為吃藥之後，便能專心上課。專心上課之後，就能考取好學校。考取好學校之後，未來就是一片坦途。

殊不知吃藥之後，不一定能專心上課。專心上課之後，不一定能考上好學校。考上好學校之後，人生不一定從此一帆風順。

不要以為只有成績差的孩子，才會被說是注意力不足過動兒，必須看診服藥。我也遇過成績優秀的孩子，同樣在服用過動症的藥。

這個孩子考試總能考全班前五名，只是他有一位考試總是考第一名的妹妹。

爸爸認為這個孩子就是無法專心。讀書時，老會站起來走動，開個冰箱，喝個水，和媽媽聊天，才會無法像妹妹一樣考第一名。於是就命令媽媽帶孩子去看兒心科門診，拿藥回來吃。

媽媽順從地帶孩子去看診，領藥回來要孩子吃藥。

但整個過程，媽媽卻很難過，因為她知道孩子沒有問題，有問題的是爸爸。

我期待過動兒被賞識的那一天

「嚴父慈母」是老祖宗留下來的不良傳統，卻有不少現代的父親仍視它為圭臬，遵行不悖。不只是功課要求嚴厲，生活起居、一言一行也是如此。

我曾遇過一個母親無奈的求助。她先生教養孩子，一板一眼，不苟言笑。例如：吃飯時，坐要有坐相。飯碗要端起，飯粒不准掉落桌面或地上。每掉落一顆飯粒，就要罰站十分鐘。問題是有時掉落的不是一顆飯粒，而是一團飯，可能有十幾顆飯粒，孩子就會被罰站兩三個小時。然後父親再來責怪孩子坐不住，站不住，不聽話，是過動兒。

現在網路上隨處都找得到注意力不足過動症的宣導，許多焦慮不安的父母一看文章裡所描述的「症狀」，對照自己孩子的行為，越發覺得好相似，於是自己對號入座，便帶孩子去看診了。

·「太開心」的孩子

也有本身具備相關專業的父母，一樣落入相同的「陷阱」中。

一位具專業背景的父親向我抱怨，他的孩子很容易興奮過度，無法控制情緒，是過動兒。

我很疑惑什麼叫做「興奮過度」。父親解釋：「他一高興起來，會站到沙發上一直叫，一直跳個不停，整晚都無法靜下心來讀書。」

「暫時一個晚上沒有讀書，影響不大吧？」我不識趣地繼續疑惑下去。

「我可以不在乎他的考試成績，但是他自己很在乎。考差了，事後自己又很懊惱。」

「如果你只是擔心他會懊惱，那很簡單啊！他若是考試考壞了，回來心情不好，你可以帶他去吃他最愛吃的牛排大餐，然後再帶他去看場他最愛看的電影，這樣他心情一定會好很多。」

換成這位父親以疑惑的眼神盯著我：「他因為自己沒有控制好情緒，無法專心讀書，導致考試考差了，我不僅沒有罵他，還帶他去享受人生，那不就是鼓勵他讀書不重要，考試考糟了，也沒關係？」

孩子會在乎考試成績好壞，與父母對分數的態度，絕對有關聯。

這個孩子成績優秀，與人互動頗討喜，只因無法控制興奮的心情，便被認為有過動症，我完全無法接受。

興奮開心的心情，為何需要壓制？「太開心」會傷害到誰？能夠如此興奮，叫人羨慕啊！

唉，無論是老師因素，或是父母因素，導致孩子被誤以為是過動兒，**其實真正需要來看診的顯然都是大人，不是被大人說有病的小孩。**

7. 孩子說不出口的祕密

曾經有一位母親告訴我，他的孩子在學校被霸凌。

每堂課下課，班上那群專門欺負同學的孩子，便來找他麻煩。孩子下課時只好都趴在桌上，假裝睡覺。

即便如此，孩子總要上廁所。一上廁所，那群同學一定尾隨在後，趁機揍他。孩子上課根本恍神，成績很差，老師懷疑孩子是不是注意力不足，直到孩子因為壓力太大，出現圓形禿，在母親一再追問之下，孩子才說出上國中以來，一直被霸凌。上學只想著今天要如何安全脫身，無法思考別的事情。

所謂的「注意力不足」，其實是因為內心充滿著恐懼與擔憂，這樣如何能專心上課?!

・保護媽媽的孩子

一位在大學教心理學的教授跟我分享一個孩子的故事。

這位教授每年都會帶一群過動兒去露營，這是一件多麼艱辛的事啊。有一年，教授露營回來，我看到他的肩膀、手臂有一塊塊的瘀青，像被家暴一樣。原來是被孩子打、踢、咬的。

教授告訴我，露營時，營隊有一位服用許多藥物的過動兒。這個孩子在學校整天與同學起衝突打架，甚至拿美工刀砍同學。雖然看兒童心智科門診多年，藥也越吃越重，情況卻改善有限。

那次的露營，有一個活動是在晚上舉行，要學生畫「我的家」。結果，那位過動兒畫的圖畫，讓教授看了心頭一震。等大家都回營帳休息後，教授特別叫住孩子，與他慢慢傾談。

孩子畫了什麼呢？他畫了一個爸爸，站在最左邊，左手拎了一只酒瓶，右手拿了一把刀。最右邊，則畫了媽媽，他自己站在爸爸和媽媽之間。

教授問孩子：「爸爸拿著酒瓶，是喝醉了嗎？」

孩子：「是。」

教授再問孩子：「爸爸喝醉了，會做什麼事呢？」

孩子：「爸爸喝醉酒，會發酒瘋，會拿刀子砍媽媽。」

教授：「那你站在爸爸和媽媽中間做什麼？」

我期待過動兒被賞識的那一天

孩子：「保護我媽媽啊！」

教授：「那你不怕爸爸一刀揮下來，砍到你嗎？」

孩子：「我不怕。爸爸砍我，不敢砍太用力，但是砍我媽媽，會很用力，媽媽會被砍死的。」

孩子把上衣掀開，露出整片胸部和腹部，全是一道道新舊交陳的刀疤。

教授看得心痛，也終於明瞭，這個孩子看起來像是嚴重的「過動兒」，為什麼一直加藥，「病情」卻不見改善。原來，**生病的不是孩子，而是在家施暴的父親。孩子是家暴受害者，也是家暴目睹者。**他複製了父親憤怒時發洩怒氣的方式，也學習到「拿刀砍人」，是讓他人畏懼、順服最快速的方式。

孩子來人間雖然只有短短幾年到十幾年，可是有的已歷盡風霜。深藏在心坎的祕密，必須能博得小孩的信任與託付，透過大人細膩、緩慢、同理的傾聽，才能掀開傷痕累累的紗布，看到孩子深埋心底的傷與痛，而這才是孩子呈現行為乖張的原因，並不是因為注意力不足過動症。

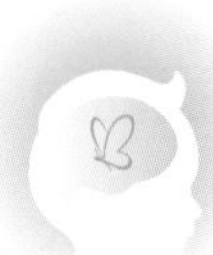

8. 整個社會的價值觀

一再有朋友與我分享孩子到國外之後，過動的症狀不再是困擾的實際案例。

這位朋友的姊姊，有一個兒子，在國小四年級之前，在台灣就讀明星小學，但被診斷為過動兒，醫師開藥給孩子，說需要服藥治療，

升上四年級之後，他們全家移民加拿大。到加拿大第三年，孩子獲得全校第一名。在加拿大要拿第一名，不是只單純靠學科考試考高分即可，還必須體能也很優秀，也就是智育、體育兼顧，都名列前茅，才能拿第一名。

朋友很感慨地說：「真不知道，若這兩年在台灣繼續念書，結果會怎麼樣？」朋友開始為台灣的小孩叫屈：「台灣的小孩，運動量普遍不足，老師的耐心不夠，造成學生及家長與學校的缺憾。」

另一個朋友，小孩也是到加拿大之後，過動變成愛運動。

朋友寫信告訴我：

我的兒子被醫師說是過動，要吃藥，可是我小姑的孩子，過動的情況比我兒子還要嚴重百倍。小姑他們在孩子讀幼兒園時，即移民至加拿大。在加拿大，每天下午一點下課，就去參加社團，社團都是運動類型。踢踢球、跑跑步，回家沒有書寫作業，只是要

他們帶繪本回家，唸給父母聽，開開心心長大。現在孩子已經讀中學，是學校橄欖球校隊，是個風雲人物。

國家常常說適性適教，因材施教，窮不能窮孩子，這些都是狗屁話，都是官話。

這已經不是一個老師、一個家長、一個不一樣的特質所造成的誤解，而是整個社會還停留在士大夫的觀念，重文輕武所產生的結果。

當孩子換個環境，到重視體育的國家接受教育，不僅不再被認為是過動兒，甚至因為愛運動，讓他們發光發亮。

9. 文化差異的因素

台南大學教育系的呂明蓁教授曾經翻譯一篇美國印地安人父母寫給老師的一封信，改編為台灣原住民版本「一個原住民父親給老師的信」。原文作者是Robert Lake，譯者為馬要・夫度。我擷取其中部分內容於下：

親愛的老師：

我想讓您先認識我的孩子風狼。他還是一個正在讀幼稚園的五歲孩子，可是我無法理解為什麼您已認定他學習遲緩。

雖然他只有五歲，可是和其他西方社會的孩子相較，他已經受了好些年的教育了。風狼所處的教育環境，不但非常安全，而且是相當繽紛、複雜、敏銳和多元的。當他母親在拂曉的海邊祈禱和撿拾石頭上的海草時，他陪在身邊；當他的叔叔們在河中使用漁網捕魚時，他與叔叔們一起坐在小漁船上。他會在火塘邊注視著耆老們，並專注地聽著耆老們講述遠古的傳說和狩獵的故事，也和他們一起歌唱。

當他在玩我們傳統的遊戲時，學會了如何數手上的樹枝。我可以理解他在班級裡所學的方法和工具對他而言有多麼地困難，所以請您對他有些耐性，學習新的事物和適應新的文化是需要時間的。

他並非文化「不利」，而是文化「差異」。

如果您問他一年之中有幾個月份，他也許會回答十三，那是因為祖先們根據部落的年曆教導我們一年之中有十三個滿月。

他只有五歲，可是法令規定他必須進入你們的教育體系、學習你們的語言、你們的價值觀、你們的思維，以及適應您的教學方式。

當您在教他一些新的方法和學習工具，幫他適應新的學習環境時，他也許會像作白日夢般的望著窗外，為什麼呢？因為我們教導他在大自然裡觀察和體會環境的變化。

您在學校裡的一言一行、一舉一動，都對我的孩子有重要的影響，請記得這個階段是他在學校裡接受教育的起步，我非常期盼您和我一起努力提供他最好的教育方式。

我的孩子風狼，在進入您的班級之前，並不是一個等著被裝填的空瓶。

我期待過動兒被賞識的那一天

這篇文章讓我想起台灣一位精神科醫師在二〇一〇年發表的博士論文。論文是研究花蓮山地鄉原住民兒童的ADHD盛行率及危險因子。結果發現：花蓮縣山地鄉地區原住民注意力不足過動症平均盛行率為百分之13.9，族群平均盛行率為百分之13.3。父母若有抽煙、喝酒、吃檳榔或罹患憂鬱症及失眠症等因素，均與孩子罹患過動症有顯著相關。

這樣的研究方法與結論，忽視了文化差異、社會因素，以漢人的、都會區的檢測方法來檢測成長背景差異性極大的族群，可能會製造偏見和產生誤導。

有一回，我到山地鄉一所學校演講，那所小學迷你到一年級只有兩個學生。我對老師說：「這樣教起來好輕鬆啊！」結果，老師們向我吐了一肚子苦水：「李醫師，你錯了！我們更累。因為我們是偏鄉學校，所以要發展特色，原鄉有原鄉的特色。但是，我們又要和所有的學校一樣，接受全國性的學力檢測。學力檢測的題目，不會考慮文化差異的，像考感恩節要吃什麼食物，對都會區的小孩可能很簡單，但對我們原住民小孩來說，孩子可能完全不懂題意了。為什麼不考捕獵野獸的陷阱如何架設呢？

然後，我們的學力檢測結果永遠都在末段，因此，我們老師要再去上課，學習如何教學，我們的孩子也要補救教學。我們簡直累垮了！」

以天地為活動空間，與山林野獸大自然為伍，如此養大的孩子，要關在一間水泥教室裡，屁股要黏在椅子上，一坐就是四十分鐘，學習和他過去的生命經驗完全不同的事物，適應階級分明的互動關係，這需要多長的調整期啊！

文化差異，造成不同成長背景的孩子，有可能會被誤以為是學習遲緩和注意力不足過動兒。

多重因素交疊

更多的孩子是多重因素交疊，是雞生蛋，還是蛋生雞？早已分不清楚是孩子真的生病，需要治療？或是父母本身教養態度欠妥、學校教育有問題？還是整個社會「萬般皆下品，唯有讀書高」既單一又單薄的價值觀所導致？

我稱這許多被誤以為是注意力不足過動兒的孩子，是「被過動症」。

經常談話談兩三個小時之後，我告訴孩子：「我覺得需要來看診的是你的老師。」或者跟父母說：「你們才是需要來談話的人，不是孩子。」

我期待過動兒被賞識的那一天

就像吳曉樂的《你的孩子不是你的孩子》，她寫下她家教的學生所發生的真實故事：一個在服用過動症藥物的孩子，自己說：「我認為我並沒有過動症。但是，媽媽很不甘心，幫我找不同的醫生，搞得我煩死了，直到這位洪醫師，她說她願意開藥給我吃，媽媽才鬆了一口氣。她現在在找資料，看像我這樣的小孩，基測有沒有加分。」

這是一位看起來是因為母親，而「被過動症」的孩子。可是放諸社會的眼光，若不是處於「分數至上」、「唯有讀書高」的社會氛圍，母親何苦要為基測分數，而逼孩子成為過動兒呢？母親就是這種狹隘的社會價值觀下的產物。

我還遇過一位遠從北部來的小一孩子，也是典型的「被過動症」。

剛開學的親師會，老師開宗明義地說：「孩子在我的班上，必須完全遵守我的班規。我要求我教過的學生，各個都要成績優異。」

班規有許多，不容許任何人違反，即使是家長來解釋，仍照罰無誤。例如：不准在學校吃早餐，即使是家長來求情說是自己準備不及，也不行。

才開學第一週，老師便要媽媽帶孩子去看兒童心智科。聯絡簿上，老師洋洋灑灑寫了一整篇，甚至寫不夠，還貼上紙，繼續寫一堆孩子的問題。

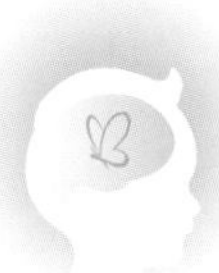

老師處罰孩子不准下課，有時是罰寫功課，有時是罰站，甚至孩子最愛的體育課，也不准孩子上。

更不可理喻的是放學之後，父母特別繳費，讓孩子留在學校學踢足球，老師竟然跑去跟足球教練說：「今天不准孩子踢足球，因為要罰寫功課。」

連班上開同樂會，老師一樣罰他寫功課，不准他參與同樂。

老師一再公開在班上說孩子是壞小孩，結果班上沒有小朋友要跟他玩。只要有同學接近他，其他同學就會大喊：「不要跟他玩，他是壞學生。」

孩子上課時唱歌?!

孩子究竟犯了什麼十惡不赦的滔天大罪，讓老師如此抓狂失態？

原來孩子上課時唱歌。

孩子真的喜歡唱歌，甚至在診間即席唱了整首的〈小蘋果〉給我聽。

孩子為什麼上課時會想唱歌呢？

孩子說：「因為上課心情不好。唱歌的時候，心情會變好。」

孩子上課時愛動來動去，雖然沒有干擾同學，老師一樣無法忍受。老師說：「其他

我期待過動兒
被賞識的那一天

同學都乖乖的，不會動。他為什麼就是要動？」

老師也抱怨交代的事情，孩子經常無法完成。孩子的功課大抵都會寫完，只是老師還會規定一些寫作業之外的功課，例如：「做家務事的功課」，可能是回家掃地之類的。孩子沒掃，不想欺騙老師，他會誠實地寫：「沒掃地」，老師又生氣了。

這樣的師生互動，孩子開始出現反抗老師的表情和動作。孩子憤怒起來，會握緊拳頭，大聲回應老師，惹得老師更生氣，甚至告訴父母，要召開班級會議，請父母帶孩子出席。老師要邀請所有的家長一起來，討論這孩子的行為問題。

我看著孩子的作業簿，小一剛開始，孩子的字體非常工整，後來明顯地越寫越潦草。最後一次月考，國語甚至只考九分。孩子整個放棄學習了。

但是，孩子還是喜歡上學。他說因為可以找小朋友玩。自己班上的小朋友不跟他玩，沒關係，他就找別班的玩；體育課沒得上，沒關係，還有生活課，也是很有趣的。

媽媽和同來的阿姨說孩子在家裡，完全沒有過動的狀況。幼兒園老師也說孩子在幼兒園不曾造成困擾。

而我在診間跟孩子聊。這孩子一屁股坐在椅子上，一坐兩個小時。孩子回答我的問題，規矩有禮，誠實得好天真。

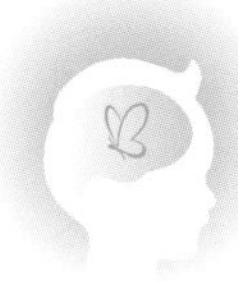

他會說：「我討厭我的小學老師。」也一五一十地告訴我，他在學校發生的每件被老師處罰的事。

這是一個因老師而過動的孩子嗎？也算是。可是，老師為什麼會這樣要求學生？老師為什麼把自己搞成像馴獸師一樣？而學生則成了待馴服的小野獸。

追求學科成績、重視考試排名、要求學生聽從老師，這樣的教育氛圍之下的師培教育，是不是已經扭曲變形？老師雖是教育專業，但是他只是一般人，他也是從追求名次、學業成績好就是好學生、好動就是過動，這樣普遍的社會認知中成長而來，如何能豁免於被社會所影響？

所以，無論是哪一種因素所致的「被過動症」，都被社會文化因素的金箍圈緊緊鎖住，無從遁逃。

有錢帶出國讀書，沒錢留台灣吃藥

另一個孩子，更是「被過動」得動彈不得。

從小一開始，聯絡簿永遠是「作業沒有完成」、「功課少交兩項」……孩子書寫式的作業，寫得很慢，慢到父母很難不抓狂。老師上課交代的事項，更是漏東漏西。

母親本來還強忍鎮靜，可是父親無法接受如此頻頻出槌的孩子，狂飆怒罵，斥罵聲籠罩整個家。

母親來告訴我家裡的情況。我約了父親到診所晤談，希望可以讓父親瞭解孩子的特質，同時採取比較適合這個孩子的對待方式和期待。結果，父親直接在診所對我開罵，完全無法聽進他人的建議。

我只好告訴母親：帶孩子去就醫服藥，否則你們家不得安寧。

孩子從小一開始服藥。服藥之後，雖然成績起色有限，但至少功課可以如期完成，母親也能稍微鬆口氣，家裡的張力終於緩解了些。

孩子告訴我，如果要考學科測驗時，一定要吃藥；不過，如果要做美勞創作，甚至有時要編劇演戲時，千萬不能吃藥，因為奇妙的點子會隨著吃進肚子裡的藥丸，一起吞進五臟內腑裡，全部消失殆盡。

國三時，有一回母親帶孩子來看感冒，孩子眉飛色舞地談著他上網去搜尋芬蘭的教育，還找到他們考試測驗的題目和方式。孩子說：「如果台灣的教育和考試的內容，也像芬蘭那樣，那我根本就不會是過動兒了。我可以上課上得很專注，考試也考得得

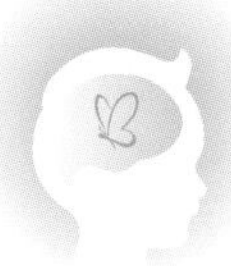

心應手。」

我望向母親，母親嘆了口氣：「我也知道啊！我也知道你就是不適合台灣這種死背填鴨式的教育啊！我也知道芬蘭那種開放式的教育很適合你啊！有錢的家庭，小孩送出國；可是我們家沒有錢，我們沒有錢，你只好留在台灣吃藥。」

「有錢帶出國讀書，沒錢留台灣吃藥」，這段話，出自一位精疲力竭的母親，我聽了很心酸。

真的很期待有一天，沒錢帶出國的孩子，也可以在台灣上學，如同到北歐上學般如魚得水，不必吃藥。

十六、是孩子有問題，還是教育、教養失去了靈魂？

當我們在網路上看到一個教導民眾認識注意力不足過動症的正規宣導影片時，我們都愣住了。「是孩子有問題，還是教育、教養失去了靈魂？」這是看完影片當下，我們的疑惑。

那部影片裡的老師挽個髮髻，穿著古板，戴副黑框眼鏡，面容嚴肅，那模樣十足就是我們所謂的不苟言笑的老學究。學生因為忘記帶課本，被叫到教室後面罰站。

罰站可以協助孩子嗎？

在現實生活中，這樣的處罰稀鬆平常到好似天經地義，卻從來沒有人去思考：忘記

帶課本，究竟是錯在哪裡？罰站與忘記帶課本的關聯是什麼？罰站可以協助孩子嗎？上課沒有課本可以翻閱，是擔心孩子上起課來，事倍功半，效果不彰。但如果處理的方法是「到教室後面罰站」，豈不是讓孩子更無法上課了嗎？這樣處罰的目的只是讓孩子難堪，並非真正想幫助孩子學習。

根據教育的宗旨，應該是請鄰座的同學與忘記帶課本的小朋友一起分享課本，這才能真正協助孩子，不是嗎？

孩子被處罰，站在教室後面，百般無聊，當看到窗外有飛機飛過，便開心地學飛機飛翔，伸出雙臂擺動。這樣的舉動，更是激怒老師。

「罰站就要給我站直，不准動！」這應該是適用於軍隊訓練，不適用於小學生。為什麼連醫師也把這樣對小學生的不當要求，視為理所當然，拍成影片？

老師認為學生被罰站時，應該自覺羞愧，而默默低頭不敢亂動嗎？可是，「忘記帶課本」，明明不是一件需要羞愧的事，因為忘記帶課本，並沒有傷害到任何他人或侵害到他人的權益，只是一件必須提醒，但是難免遺忘的事情。

孩子被罰站，站在教室後面，和坐在後座的一個乖學生，感情好像不錯。罰站時間著沒事，孩子順便邀請乖同學放學後到他家玩。

這個罰站的歷程，你看到了什麼？是罰站，還一直動來動去、講話，不知羞恥呢？

還是多麼樂天的孩子，人緣也不錯啊？

同樣一個行為表現，端看大人的心態，觀點可以南轅北轍，差距如此巨大。

與他人比較是無效的教養方式

影片接著演出兩個孩子一起到過動小孩家，過動孩子開心地連續快速按門鈴，乖孩子馬上勸過動孩子：「不要急，等一等。」

我一時以為那乖孩子是《班傑明的奇幻旅程》裡的主角，雖有小孩的身軀，但其實已經是老翁一枚。因為快速按門鈴，完全是開心的孩子會有的舉動（我自己至今，仍常會這樣按門鈴）。

進了家門，乖孩子把鞋子輕輕脫下來，擺好；過動小孩則像你我家的孩子，鞋子隨便一脫，便急於拉著同學的手到房間去玩玩具。

媽媽生氣了，把過動孩子唸一頓：「你看人家把鞋子擺得多好！你應該多跟他學學！」我腦海裡卻立刻浮現我家門口隨意擺放的幾雙拖鞋，這才是日常生活啊！另外，與他人比較的碎唸法，即「別人家有多好，你要跟人家學學」是最無效，也最惹孩子厭惡的教養方法。

聯絡簿上「不乖小孩」的印章

兩個孩子進到房間，在房間玩玩具，玩得正樂，突然響起媽媽叫喚小孩出去的聲音：「出來，把聯絡簿拿來！」

怎麼會有如此不尊重孩子的家長？有朋友來家裡作客，貿然打斷孩子間的玩樂，只因為要看等一下再看也不遲的聯絡簿。孩子因此嘴上說討厭，又有何不對？

媽媽打開聯絡簿，上面被老師蓋了一個「不乖小孩」的印章，然後也不管同學還在家，開始罵人了：「我就知道，難怪老師打電話來要我好好盯你。真是的，這麼大了，也不會好好想一想，真不知道你腦袋裡裝著什麼。」

看到這裡，這不就是完全走調的教育與教養的大搬演嗎？

老師在聯絡簿上蓋個「不乖小孩」的印章，且還讓孩子知道老師打電話跟媽媽告狀，是要孩子從此討厭老師，厭惡上學嗎？孩子會因為被老師蓋個「不乖小孩」的印章之後，從此變成乖小孩嗎？不，剛好相反。他會使盡本領，不乖到讓老師無法招架。

媽媽打斷孩子與朋友間寶貴的互動時間，看到聯絡簿上一個「不乖小孩」的印章，沒有詢問孩子究竟發生什麼事，就不分青紅皂白，當著同學的面，直接訓話，不但破壞孩子們一起玩玩具的快樂心情，更讓孩子在同學面前抬不起頭來。孩子對母親碎碎唸的反應，當然只有厭煩。

接著是兩個孩子回到房間，進入奇幻的世界裡。一路上，乖小孩只會一直喊：「小心，不要亂按！」乖小孩小心翼翼地不敢做任何動作，全靠過動小孩的好奇心與敢冒險的勇氣，他們才能進入奇幻世界走一遭。

這樣一部影片，最後跑出一排過動小孩的症狀：無法專心、搶話、坐不住……並且提到這是過動小孩需要治療的症狀。

我看完，卻冒出另一排或許更需要擔心的症狀：保守、無趣、膽怯、不敢冒險、缺乏好奇心……這是給乖小孩的。乖小孩不惹麻煩，讓大人能輕鬆教養，但卻有著失去兒童特質的危機，「**乖小孩的傷更重**」。

●●●

當教育、教養有問題時，當大人對孩子的期待與要求，不顧及孩子的尊嚴與特質，不符合兒童性時，該改變的，是大人對孩子的教育教養方式，還是要改變小孩？甚至使用藥物，改變孩子，以符合我們大人的期待呢？

十七、迎接新世代

但想改變教養、教育的方式，何其困難。我們從小接受的教養、教育方式，是傳統的打罵教育，是被要求唯父母老師是從，不得反駁、質疑的順服。

可是，世界在改變，而且是以驚人的速度在改變。想想看，我們三十年前料想得到有一天，當我們出門時，會隨身攜帶著電視、相機、攝影機、信件、計算機、報紙、閱讀不完的書、相簿、手電筒、所有的商店會員卡……出門嗎？不可能。但今日，只要一支手機，什麼都在裡面。若再過三十年，人類的生活，又會變成什麼樣的面貌？誰能猜想得到呢？

因此，我們又如何能以現在所看所聽所知所聞，所自以為的一切，來為十年、二十年、三十年後長大的孩子們設想呢？

我期待過動兒被賞識的那一天

世代的差距

疫情期間，所有的演講都變成線上進行，我也學著使用視訊軟體放投影片，但是我不會使用視訊軟體放影片。於是理所當然的，我請兒子教我。這一代的年輕人，好像生來就帶有會操作3C產品的基因。兒子隨意按幾個鈕，便搞定一切。我請他重新慢慢操作一次，讓我來得及做筆記，抄下步驟。

只見兒子抬頭，望著我這高齡六十三歲的老母親，緩緩地說：「這不是只要有長眼睛的人，一看就會的嗎？幹麼要抄下來啊！」

這段話實在太有意義了，道盡了世代的差距。

我們面對的是一個與我們出生時完全不同的世界。這是一個屬於孩子的世界，而我們是走在這個新世界邊陲的陌生人。也因此，我不敢為兒子建議任何與他未來人生相關的抉擇。

兒子要出國留學，他自己去找補習班辦理出國。要去哪一國？要去學什麼？我完全不知道，也不敢給任何意見，因為我很清楚，未來不是我可以預估的，我沒有能力給出絕對有把握的正確建議。

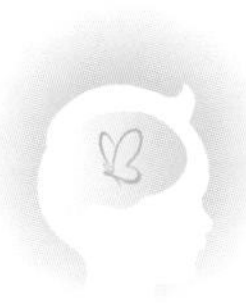

ＡＩ的此刻與未來

二〇一五年，我第一次到荷蘭，從阿姆斯特丹機場出入境時，我發現那是一個完全電腦化的機場，不僅領取登機證，不需要透過櫃檯地勤人員，連寄送大型行李，也是透過機器運作。不必等櫃檯登機前三個小時，才可以辦理登機手續的程序，只需透過電腦與機器，一切都可以打理好。

進到旅館也是。在台灣訂的商務旅館，給你一個密碼。到了旅館，等你的是電腦，你輸入密碼即可，完全不需與人接觸。

我們環顧四周的生活，與一、二十年前大不相同，都已經悄悄進入人工智慧化了。基金經理被機器人取代；日本設計了超萌的人工智慧機器人來教英語，以克服師資不足的困境，結果大受學生歡迎；醫院的藥局調劑藥品早已經交給電腦包藥機。病人看完診，醫師透過電腦，把處方傳到藥局的包藥機，病人走到藥局時，藥也已經調劑好了，速度比以前人工包藥時代快許多；「台灣人工智慧實驗室」與臺北榮總，協力建立全球首套臨床人工智慧腦瘤自動判讀系統，於二〇一八年十一月正式進駐臺北榮總放射線部，成功將ＡＩ技術推廣到臨床，並開始上線試用，可幫助醫師判讀、病人確診及提升醫療效率。甚至連醫師手術，如達文西機械手臂，是機械手臂在開刀，外科醫師則在一旁的機器上，像玩電動玩具般操作。誰能想到有朝一日，必須很會玩電動玩具，才能當一位優秀的外科醫師。

面對變化如此急遽的世界，我們以為如何可以培養孩子未來的國際競爭力呢？早一點讓孩子學習英語聽說讀寫的能力？是這樣嗎？要英語能力強，只要願意努力學習，幾年的時光便能達成目標。可是，英語只是與人溝通的一種工具罷了，徒有工具，什麼也完成不了。

如何讓孩子具備國際競爭力？

作家吳曉樂曾經說過：「要一個孩子有國際競爭力，是要無論把孩子丟到哪裡，他都能活，而且活得還不錯。」我真是太贊同不過了。

一個孩子無論是在非洲、越南、英國、美國、韓國……他都能活，而且過得還不錯，自然是最有國際競爭力的人了。仔細想想，我們的過動兒，可能就是最具有國際競爭力潛能的孩子，因為過動兒活力無窮，奇思幻想特多，敢冒險，遇到困難，還能想出各種各樣超乎想像的解決辦法……這些特質，正是闖蕩未來世界需要的特質啊。

孩子將面對的世界，完全無法預料。我們如今給予孩子的學習與教育教養的目標，真的是在增強孩子未來的競爭力嗎？我們努力為孩子做的事，對孩子的許多要求與規

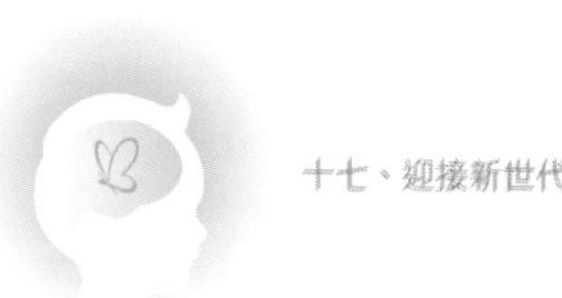

定，也都有助於增強孩子未來的競爭力嗎？

未來既然不可知，以上的問題，我們不可能有肯定的答案。所以，**我們究竟是為何而對孩子有各種要求？是因為自己沒有安全感嗎？還是為掩飾自己的無知？為了眼前的面子？**我們必須謙虛地坦承對於未來世界的無知。當我們自以為是的強迫孩子依照我們的意願，來決定人生重要的選擇時，我們何其膽大妄為。我們在為一個充滿不可知的未來背書啊！在決定一個獨立的生命的人生啊！

正因為世界以我們抓捏不及的速度，往前急速滾進，身為大人的我們焦慮不堪到慌亂、不知所措，只想著要孩子提早學習、學習更多、花更多的時間在學習上。我們以為只要孩子比我們更用功讀書，背誦更多知識，更早學會各種考試題目，便可以跑在別人前面，擁有絕佳的國際競爭力。

於是，**我們以昔日習慣的認知和學習方式在迎接新世界，偏偏那些舊式的學習模式，便是注意力不足過動兒最困難的學習模式。**

當孩子仍然背誦《弟子規》……

踏進校園，四處仍會聽聞、看到與現代思潮格格不入的學習內容。例如：仍舊有許

我期待過動兒被賞識的那一天

多的幼兒園和小學，要孩子背誦所謂的《弟子規》。

《弟子規》是誰寫的？著作的目的是什麼？它是在講什麼？根據維基百科所寫，《弟子規》是清朝康熙年間，也就是約三百多年前，一位名不見經傳的秀才所寫。書寫的目的是教導不識字的販夫走卒做人處事的道理。

有人說：做人處事的道理，應該是亙古不變的吧。請誠實面對社會的演變。三百多年來，社會發生多麼可觀的巨變，女人從整天關在房裡刺繡，到可以成為一國的總統；過去人民見到大官，必須下跪，如今官員成為人民之公僕。不必三百年，甚至只要五、六十年，社會的倫常便已變化極大。

在我小時候，台灣還是戒嚴時期，沒有人敢公開罵總統，罵了，明天應該就被消失，沒有辦法上班上學。到二〇二三年的今天，台灣已經有過好幾位民選總統，而有哪一個人沒有罵過總統？不僅嘴上罵，還有人公開寫文章、登廣告、車上貼著謾罵總統的照片文字滿街跑。但是，沒有人需要擔心明天還看得到太陽升起嗎？因為這是一個民主的時代。

《弟子規》所書寫的內容，講究階級，要求下對上的完全順從，毫無思辨、質疑、討論的空間，可說是反現代民主自由平等的思維之道而行，也與現實情境背離千里遠。

「父母呼，應勿緩，父母命，行勿懶……父母教，須靜聽，父母責，須順承……」是認定「天下無不是的父母」。但這絕非事實。父母經常會犯錯，嚴重則酗酒賭博家暴性侵，輕則誤會小孩、觀念偏差、是非不明。

無論是哪一種父母，說的什麼話，都要靜聽嗎？無論父母是否鴨霸無理，胡亂罵人、都要順承嗎？這樣的論調，偏離教育目標，絕對不符合做人做事的道理。

「大人只是想要對自己好」我心裡冒出這樣的聲音

五十五年前，我才小學二年級，但對「天下無不是的父母」，早就不以為然。當時，上「生活與倫理」課，課本上寫著：「要聽從父母的話」，我馬上舉手詢問老師：「如果父母說錯話，也要聽嗎？」

當時老師是這樣回應我這逆子的：「父母就算說錯話，也要聽，因為他們都是為了你好。」

當下，小小的我內心有許多不以為然。只是我忍下來，因我不想再與眼前這個瞞騙小孩、不講實情的大人爭執。

「父母就算說錯話，也要聽，因為他們都是為你好。」根本是瞎掰，「大人只是想

我期待過動兒
被賞識的那一天

要對自己好」。小小的我，心裡冒出這樣的聲音。

至於「父母呼，應勿緩」，更讓我從小深惡痛絕。媽媽一喊：「洗澡了。」我正和小狗玩得起勁，不想洗，卻馬上像犯了天條似的，掃把、雞毛撢子就揮過來了。

我不懂，為什麼大人的事情，永遠是最重要的？而小孩在忙的事，永遠都是可有可無。大人可以不管小孩正在做什麼，只要大人一叫，小孩都得丟下手邊的事，配合大人。「這樣不公平！」我小小的腦袋，早已喊得震天價響。

曾經，大約是我讀小學低年級時，母親要我幫忙坐在餐桌前好整以暇，準備吃飯的爸爸盛飯。小小的我，當時正在進行今天一整天最重要的一件事——看電視卡通。看得起勁時，卻被母親頻頻使喚，內心一把火熊熊燃起，也不管什麼禮貌和尊重，我衝到爸爸身旁，直接對他大嚷：「你沒手沒腳嗎？不會自己盛飯嗎？」然後，不顧一切地繼續把我的卡通影片看完。

幸好，我的父親一向疼愛女兒。他不但沒有怒斥我，還默默地站起身來，自己去盛飯。

父母呼，我經常緩啊。

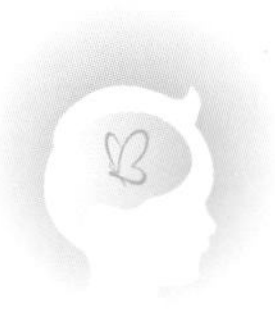

《弟子規》裡的條文，和注意力不足過動兒的特質，根本犯沖。遇到《弟子規》，過動兒一定是犯規不斷，好似與我們過動兒作對來的。

除了《弟子規》，許多孩子對老師批改作業或考試卷的內容，非常不以為然，便拿他們的作業本和考試卷給我看。

有注音符號被老師嫌寫得太大，要求改寫小一點的；有數學題被老師要求寫加減法直式時，那條橫線要用尺劃，不能歪斜；有寫阿拉伯數字「7」，第一筆劃和第二筆劃必須完全連結，就算只往上突出一點點都不行……

「孩子讓渡他的自由給大人，大人拿什麼來回報孩子？」顯然，許多大人還沒有做好迎接新世代的準備，依舊緊抱著陳腐的教育觀念，操作著老祖宗留下來的古董教學法，在應付新時代的孩子們。

偏偏這些都會讓新世代的孩子感覺無聊或不服氣，而呈現像注意力不足過動症的模樣。

十八、請為孩子這樣做

傳統對孩子的要求是要乖乖聽話、守規矩有秩序、不說話不亂動、抬頭注意聽講、低頭專心寫作業測驗，如此一板一眼的教育、教養方式，不僅不適合於現代的孩子，對有注意力不足過動特質的孩子，更是艱難，還有可能因此造成許多孩子好像有注意力不足過動症，逼使更多孩子為了配合這樣的教育、教養規範，只好求助醫療，開始使用藥物。

我們可以為孩子做些什麼？使**不僅是注意力不足過動特質的孩子，能順性發展，也能讓大部分的孩子不會被誤以為是過動兒，而被送進醫療體系。**

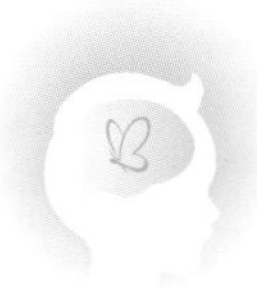

醫師與學校一起為孩子費心、出力

花蓮市區有一所大型小學，一位輔導老師與我們分享在學校服務這幾年的感觸。她擔任輔導老師期間，全校沒有一個注意力不足過動症的小朋友是需要被轉去兒童精神科院所看診、吃藥的。

也有一位非常認真的兒童心智科醫師告訴我，他曾經為了一位家庭功能欠佳的過動兒，與學校緊密合作，一再與孩子談話，與老師們開會討論，同時會同社區資源，孩子後來真的可以不需要使用藥物。

如此有溫度的協助，前提是必須醫師與學校願意一起為孩子費心、出力。

輯二

當孩子看起來有「注意力不足過動症」傾向

一、基本款：生活上的協助——睡飽、吃好、動夠、玩開心

當孩子看起來有注意力不足過動的傾向時，我們必須先排除前文所提到的各種「被過動症」的可能原因，同時我們還可以從基本款開始。基本款，是指不需要什麼高深的學識，也不需要學習什麼教養技巧，就只要做這些很實際的事即可。

1. 充足的睡眠

當大人睡眠不足時，會疲倦、打瞌睡，可是孩子與大人不同。孩子反而是表現出躁動不安和無法專心的狀態。**沒有睡飽的孩子，在課堂上，完全會表現出注意力不足過動兒的樣貌。**

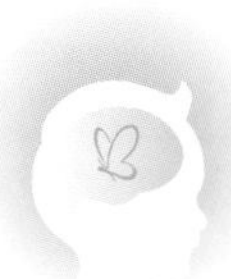

小孩需要睡多久才足夠呢？曾經有一位母親疑惑地問我：「每一個人不是只需要睡八小時就夠了嗎？」

睡八小時的是大人，孩子還在發育成長中，他們需要更長的睡眠時間。

基本上，**幼兒園大班到小學低年級的孩子，需要大約十至十二小時的睡眠時間；中年級的孩子需要睡約十個小時，到高年級則九個小時左右。**

不過，還是因人而異。只要看週日放假在家，不必上學的日子，如果不叫醒孩子，他會睡到幾點才精神飽滿的醒來，大概就知道孩子需要多少睡眠時間了。

這樣一想，也還真讓人全身毛骨悚然。因為全台灣有幾個孩子，是可以每天睡眠充足去上學的？

我相信，在一個班級裡，能每天七、八點就睡覺的孩子，應該是寥寥無幾。大多數的孩子，放學待在安親班、各種補習班，等家人來接回去。真的回到家裡時，大概表定的睡眠時間就已經到了。

孩子的睡眠被剝奪，並非一個孩子、一個家庭的問題，而是全台灣普遍的現象。

從我們的孩子上學時間長度稱霸全球，便已經註定孩子睡眠時間會被縮減的命運。

更何況，孩子並非一放學就回到家。離開學校後，他們並未真正的放學，而是從學校的教室，挪移到另一間位在安親班、補習班、美語班的教室而已。孩子並沒有放學，孩子只是換了教室上課。

不僅孩子上學的時間長，若父母兩人都上班，上班到晚上七點才下班的，比比皆是，這也是孩子放學之後，必須繼續留在安親班上課的主因。

等父母接了小孩，回到家，洗澡、用餐，再檢查作業、考卷、聯絡簿，也要十點了。但此時，孩子根本捨不得睡覺啊，因為一整天都沒有和兄弟姊妹玩耍打架，沒有摸過最愛的玩具，連電視都沒有看到。因此，等孩子玩夠了，十一點才睡覺的，非常普遍。

不過，有時候，也並非以上提到的諸多不得已的原因。

我家住在高雄市非常有名的夜市旁，晚上十點了，還是經常看到父母牽著年幼的孩子在逛夜市。顯然有些父母不在意孩子睡眠不足，只想繼續玩樂。

如何尋求其他家人的協助？或者父母倆協調出一人可以早一點帶孩子回家，想辦法讓孩子在九點之前躺上床？絕對值得父母一起努力。

因為**睡眠，直接影響孩子的專注力、穩定性、學習力和健康。**

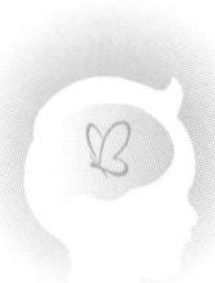

2. 健康的飲食

我經常詢問來就診的孩子：「你早餐喝什麼啊？」

「奶茶。」這是常聽到的答案。

大家聽到「奶茶」，往往只注意到第一個「奶」字，但卻忘了「茶」。而偏偏含有咖啡因的「茶」，才是奶茶的主要成分。

五、六歲的小孩，把奶茶、紅茶當一般的飲料喝，會如何？**會亢奮躁動，會注意力無法集中，會入睡困難**。很可怕的是，有時孩子一天就默默喝進好幾杯含咖啡因的飲品，卻不自知。

這樣的情境，很有可能發生在每一個孩子的身上。

早餐一杯奶茶，上學之後，因為班上得到全校整潔比賽第一名，老師很開心，請全班同學喝飲料，再喝一杯綠茶。放學到安親班，安親班老師興之所至，請大家喝珍珠奶茶。父母帶孩子回家，順道在自助餐店吃晚餐，自助餐店有供應免費的紅茶，孩子可能又喝了兩杯。

也就是說，孩子一整天可能一共喝了五杯含咖啡因的飲料。

喝進如此大量的咖啡因，孩子當然情緒高亢、無法控制、上課很難集中注意力，呈現類似注意力不足過動的症狀。

不只含咖啡因的飲料，**甜食也會引起無法專心、過動的症狀**。

有一個母親特別做實驗，讓我親身體驗甜食的驚人效果。

這位母親一再強調她的女兒絕對不能吃到甜食，一吃，馬上嗨起來，無法收拾。

我不相信，她便去買了一個奶油蛋糕，讓女兒整塊吃完。

大約過了一個小時，我便聽到她女兒在候診間，大聲喧譁、大叫大笑，停不下來。

中研院在二〇一九年八月發表了一則新聞，建議不要給予孩子甜食，尤其是含糖飲料。

所謂的含糖飲料是非常嚴格的，不是只有汽水、手搖杯飲料，還包括大家都認為可以幫助消化的含乳酸菌的飲料。該研究顯示，造成注意力不足過動症的原因是多重的，而不良的飲食是其中因素之一。

3. 運動是過動兒的良藥

我認識一位體育班的老師，她曾在我們舉行的座談會中，提到她帶過的體育班，一班二十幾個學生，就有十幾個在服用過動症的藥物。

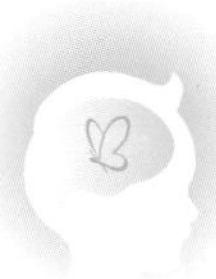

不過，在經過一個學期的體育班訓練之後，只剩下一位中途轉班進來，訓練時間還不夠長的學生，仍需要服藥。其他學生經過每天的體能訓練之後，已經不需要服藥。

運動對於穩定情緒、控制衝動、增強專注力的效果，可說是非常顯著，也已經有太多的研究報告一再證實，運動不僅能消耗孩子的體力，更有促進腦部發育成長的功能，甚至比服藥，對孩子的幫忙更大。

好幾所大學體育系的老師都做過各種運動對注意力不足過動兒的好處，包括水上有氧運動、桌球、羽毛球、直排輪等。研究也指出，不只是長期規律性的中強度有氧運動對孩子有幫助，一次性的運動，也能穩定孩子衝動的情緒，增強學習的能力。

運動學專家把適合過動孩子的運動類型，分為四大類型，包括：

第一類型：規律型有氧運動，例如：慢跑、游泳、騎自行車、有氧律動等。

第二類型：知覺動作訓練，例如：平衡訓練、手眼協調訓練等。

第三類型：開放式技巧型運動，例如：打羽毛球、桌球、網球、籃球、跳舞、體操等。

第四類型：紀律型技擊運動，例如：跆拳道、空手道、武術等。

以上的運動，有些老師還會再加上一些精心的設計，比如打桌球，老師會使用白色

我期待過動兒被賞識的那一天

球與橘色球，要求孩子，當對方打白球過來，才可以回擊，橘球則不能，也就是訓練更精進的專注力。

同時，**這些運動必須每週至少進行三至四次以上，每次至少要六十至一百二十分鐘。**

「你的孩子有在運動嗎？做什麼運動？」我經常詢問自認為小孩是過動兒的父母。

父母回答：「有啊，他每天騎腳踏車去上學。」

騎腳踏車確實是一種好運動，只是騎到學校，應該不到二十分鐘。對過動的孩子而言，絕對不夠。

我有一位朋友，他的孩子被診斷為注意力不足過動症後，開始接受藥物治療，大約服用藥物兩年。

有一次，他的孩子在一樓，按住社區大廈的電梯按鍵不放，使得鄰居無法使用電梯。鄰居跑到一樓察看，想知道是哪個冒失鬼在搗蛋，一看是個屁孩，便把孩子臭罵一頓。

不料朋友的孩子，竟然帶著無辜的表情，回應鄰居：「我是過動兒，我有在吃藥喔。你不能這樣罵我。」

多麼伶俐的孩子，知道把疾病和服藥當作被責罵時的擋箭牌。

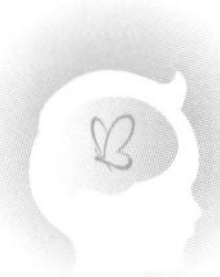

鄰居把這番話告訴了朋友，朋友當下決定不再讓孩子看診服藥。

可是，**不吃藥，怎麼辦呢？她讓孩子打籃球。**

朋友告訴我，孩子真的精力充沛得驚人，孩子可以從放學開始打籃球打到半夜十二點，都還不喊累。孩子最終入選了學校籃球校隊。

・一個母親的四頁辛酸史

有一回，我在人本教育基金會演講。講完，一個母親跟著我回辦公室，她打了四張A4的紙，然後拿給我。那是她養育被診斷為注意力不足過動症孩子的四頁辛酸史。

她說：「我把這四張紙拿給兒童心智科醫師，但是他不看。他說孩子的情形，他看診就知道了，不必再讀我寫的文字。」

我收下了那四張紙，回家慢慢讀完。

孩子從小一即有上課走動、回家無法完成作業、成績墊底等問題。老師建議家長帶孩子去就診，醫師診斷為過動症。服藥之後，孩子的情況明顯改善，上課可以安靜坐好，作業如期完成，考試成績也有進步，一切都漸入佳境。

老師滿意，父親滿意，連爺爺奶奶都滿意，只有母親，她半夜躲在被窩裡偷偷流淚。

我期待過動兒被賞識的那一天

明明孩子變得如眾人所願，母親為何要哭泣？

母親寫著：

我的孩子沒有吃藥之前，是個充滿活力與創意的孩子。他會隨興抽幾張面紙，摺一摺，再拿彩色筆塗上顏色，然後跑來我面前，把整束面紙遞給我，說是一束玫瑰花，要送給我，接著，往我臉頰一直親，對我說他很愛我。

可是，服藥以後，這些行為都不見了。

放學回家，叫他寫功課，他會乖乖去寫。寫完，坐在那裡，不知道要做什麼。你叫他去洗澡，他也一樣乖乖去洗澡。

一個指令一個動作，他變得很乖，乖得一點也不像是我的兒子。

我的兒子不見了。

後來，這位母親寫信告訴我，她自己停了孩子的藥，但是繼續做職能治療。在職能治療師的協助下，孩子以運動來穩定自己的情緒，調整自己的行為。

升上三年級，又遇到一位很瞭解孩子的老師。老師讓小朋友每天都要跑步，**老師還請她的孩子當全班同學的「領跑員」，帶著全班同學跑步。**

如今，這孩子已經是跑馬拉松的三項小鐵人，不但情緒穩定，也充滿自信。

母親仍持續與我分享孩子得到錦標的照片，母親說：「我的孩子，現在好棒，好棒。」

所以，**請勿處罰注意力不足過動兒不准下課**。如果要幫助注意力不足過動兒，請勿不准他動。相反地，請讓他動，讓他大大地動。**動越多，他越能靜**。

處罰他下課還必須呆坐在座位上抄寫或罰站，不准動，不僅對他毫無幫助，甚至是在惡化他的過動，大人自己更是自討苦吃。

因為過動兒若下課無法出去活絡筋骨，他只好把下堂課的上課，當作下課來玩了。

4. 讓孩子自由玩樂

就像我問家長：「你的孩子每天都有運動嗎？」不少家長會回答：「有啊，放學後，我會帶他到公園溜滑梯、玩玩沙。」

但這不是運動，這是一種休閒玩樂。

而如果我問家長：「你的孩子每天都有玩樂的時間嗎？」

家長也會很快地回答：「有喔，回家之後，看電視至少看一個小時。」

但這也不是所謂的「自由玩樂」。

·自由玩樂能建造更好的大腦

現在的孩子，大多已經失去自由玩樂的機會，也有些漸漸失去自由玩樂的能力。雖然自由玩樂，本是小動物的本能。

寒、暑假時，父母為孩子報名許多活動營隊，希望增強孩子各種運動的能力與技巧，無論是游泳、打籃球、打桌球、踢足球、打網球、溜直排輪……這些都是很好的安排。只是在這些大人掌控下的活動，大人早已規定好進行的步驟，孩子並無自行決定的空間。

孩子需要這類大人建構好的活動，但是也需要看似散漫的自由玩樂。

許多的研究已經證實，自由玩樂能建造更好的大腦。孩子要大腦發育完整，必須有充足的自由玩樂的經驗。

加拿大Lethbridge大學的神經科學教授Sergio Pellis曾經說：「當孩子遊戲時，大腦前端的神經連結會產生變化，那地方正是執行操作大腦控制系統的主要地方。這個系統要能發展得好，孩子需要大量『自由玩樂』（free play），也就是沒有教練、沒有

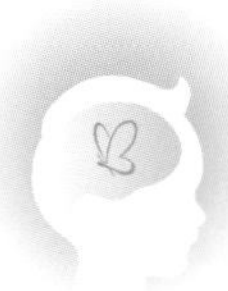

裁判，也沒有規則手冊，只有自由自在地玩。」

Sergio Pellis教授說：「自由地玩，不管是一群人打來打去，或只有兩個孩子決定一起堆沙堡，**孩子們都得進行協商，討論他們怎麼玩**。有什麼規則該注意或遵守，如果有人犯規，我們該怎麼處理等等。這些情境促使孩子的大腦產生新神經迴路來幫助腦袋工作，**好為這些複雜的社會互動關係導航**。」

・自由玩樂是小孩們「社會化」的初步

沒有大人插嘴、插手的自由玩樂，是一九七〇年代以前出生的孩子幾乎都曾經有過的成長經驗。

放學回來，社區鄰居只要能自行走路的孩子們都出來玩耍了。小小孩跟著大小孩，大家七嘴八舌討論今天要玩什麼，怎麼玩，要指派誰去擔任什麼角色。怎麼樣叫犯規，犯規怎麼辦？怎麼樣就算輸了？誰不想玩？誰玩到耍賴了？有人受傷了，怎麼辦？……這些是每天都在進行的活動，也是小孩們「社會化」的初步。

現在的小孩，放學之後，不是在安親班寫評量，就是關在冷氣房裡可能只有一個小孩或兩個小孩，看影片、玩手機，既缺乏與他人互動的練習機會，與環境的接觸經驗亦單薄，大小肌肉的活動運用也小，造成感覺統合失調。

然後，父母再花錢、花時間，帶小孩去上感覺統合失調的治療課程。讓人有一種本末倒置的錯亂感。

·最好的感覺統合訓練就在遊戲場

事實上，最好的感覺統合訓練就在遊戲場。

無論是盪鞦韆、溜滑梯、轉地球儀、平衡木、跳繩、攀岩、玩沙建沙堡挖溝渠……通通都是。連在夜市玩水中撈魚、套圈圈，也是。

孩子需要有與別的小朋友一起玩樂的機會。在與其他小孩互動的過程中，同時也在刺激大腦的發育。孩子接收他人的反應，學習做什麼，別人會開心，做什麼，別人會憤怒；他人這樣說這樣做，表示他很生氣，那樣說那樣做，表示他喜歡……遊戲場，便是孩子進入社會的第一個場域。

至於百貨公司的遊樂場，是許多家庭週日帶小孩發洩的地方。有冷氣，父母順便逛店，可謂老少咸宜。偶爾去玩，是必要的，因為千萬不要讓孩子在班上顯得孤陋寡聞，同學在玩的各種遊戲，他一無所知，就無法和同學有共同的話題。

只是不能只去這樣的遊樂場，因為許多戶外遊樂區才能有的學習，大賣場的遊樂場是無法取代的。

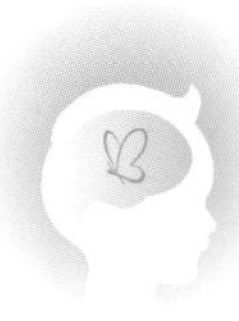

・讓孩子走入大自然，可以增進孩子的專注力

有許多研究注意力不足過動症的專家強烈建議：讓孩子走入大自然，可以增進孩子的專注力。

已知運動可以改善注意力不足過動症，而走進大自然，比起室內運動，對孩子的幫助更為顯著。例如在室內跑跑步機、打室內籃球，還不如讓孩子到野外去露營、戲水、爬山。

即使只是牽著狗，到原野散步，或是讓孩子在家裡的陽台種植花草，各種能接觸自然界事物的活動，都有益於增強孩子的專注力。

到野外遊玩，尤其是沒有大人參與，放手讓孩子自由玩樂，許多父母會擔心安全的問題。

自由玩樂，孩子確實會有受傷的可能。但是，難道我們要把孩子養在溫室中嗎？我們不可能保護孩子一輩子。要孩子不會溺水，最安全的做法不是禁止孩子接近水邊，而是教導孩子如何游泳，瞭解水性。要達到這個目標，孩子便必須接觸大自然中各種各樣水的存在樣態。

讓孩子爬山爬樹，動手動腳；讓孩子摸水摸沙摸土，踩沙踩水踩土。孩子的感覺統合訓練就在戶外活動中形塑，求生技能也在戶外活動中習得。

．孩子需要自由玩樂的最重要原因：快樂

但其實，我內心裡以為孩子需要自由玩樂，最重要的原因是：快樂。在自由玩樂中，在大自然的懷抱裡，在與玩伴一起遊玩時的歡欣愉悅心情，**足以增強孩子的免疫力，更是童年最珍貴的記憶。這樣的快樂記憶會陪伴孩子一輩子**，甚至是人生最美好的一段歲月。

可是，有時大人並不太願意讓孩子自由玩樂。玩樂在東方的思維裡，是努力不懈的相反詞。一千多年前的文學家韓愈所寫的名句「業精於勤，荒於嬉」，流傳至今，大家依舊奉行不悖。

大人看到孩子整天埋首書桌，勤奮讀書，便喜形於色，不會擔心孩子是否缺乏與朋友互動的生命經驗；相反地，孩子若是整日在戶外與朋友嬉戲玩樂，大人可就無法容忍了：「整天都在玩，你什麼時候讀書！」

我親自遇到的真實場景，便是如此。

有一天，傍晚時分，我在廚房煮晚餐，聽著社區中庭，有小孩快樂玩耍的嘻笑聲。當時，我聽得陶醉，告訴先生：「我覺得好幸福，可以一面煮飯，一面聽著孩子們快樂遊玩的聲音。」

老愛潑我冷水的先生冷冷地回我：「大概只有妳會覺得幸福，別人聽了，還嫌吵

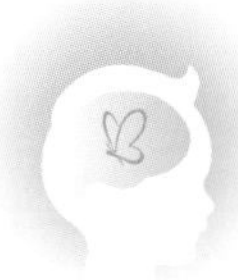

呢。」

我不相信地說：「怎麼可能？這麼美妙的聲音，聽了心情大好。」

結果，竟然真的被先生猜到了。兩天後，有住戶反映小孩在中庭嬉戲喧譁聲音過大，影響社區生活品質。

我才驚覺：對啊，我們就是一群不喜歡小孩玩耍的大人啊！

心理兼神經科學學者，美國華盛頓州立大學教授Jaak Panksepp也曾經在文章中指出：「身體遊戲，常常會被成人視為壞行為，像是給那些所謂注意力不足或過動的孩子吃利他能等藥物，便大量減少了他們玩樂的質量，這樣一來，我們就奪走孩子們遊戲的需求與欲望。」

喜愛自由玩樂是孩子的天性，更是孩子的人權。大人不應該剝奪孩子的遊戲權利。

讓孩子自由玩樂，更是協助孩子腦部發育，促進與人互動能力，改善注意力不足與過動，使心情愉悅放鬆的方法。

二、初階：瞭解什麼是小孩

初階，是指要協助孩子前，大人必須先具備的能力。唯有先具備瞭解什麼是小孩的能力，才有更進一步深入作為的可能。

小孩不是縮小版的大人。雖然每一個大人都曾經是小孩，但卻彷彿喝了忘川的水，兒時的心情全忘了。

如果我可以，真恨不得發明一種神奇藥水，讓大人們喝了，兒時種種全想起。找回小孩的腦袋，用孩子的眼看世界，用孩子的腦想世界。

1. 小孩很難懂

對大人而言，小孩如外星人般難以理解。大人要學著謙虛，謙虛地承認：雖然我們

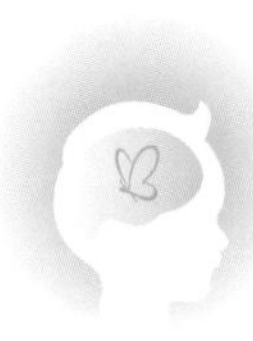

曾經是小孩，雖然小孩長得小，可是要瞭解小孩真的很困難。**大人與小孩根本是矛盾地存在著**。大人的生活，凡事講求速度要快，要做正確，同時絕對要安全無虞，這些是最重要的。

小孩則是凡事要好玩、有趣，要夠炫、夠酷，這才是生活的重心。兩方的價值排行，差之千萬里，如何能彼此瞭解？所以，不要再誑言：「小孩都給我閉嘴，你們腦袋裡在想什麼，我通通都一清二楚。」不，大人一點也不清楚，只是大人的狂妄，遮蔽了自己的心眼，讓人失去自知之明而已。

．孩子想要有趣、好玩

五歲的小孩，害同學的額頭受傷流血了。

原來是在幼兒園睡午覺醒來，小朋友們要去上廁所。但這孩子很奇怪，起來之後，不直接走出教室上廁所，而是在教室內繞一圈，跟還躺在地上的小朋友打打鬧鬧，結果一不小心，手一揮，把小書架弄倒了。書架砸到一個小朋友的額頭，導致小朋友的額頭流血受傷，痛到大哭。

老師真是氣急敗壞：「你很奇怪！來，我帶著你走，我們一起來數，你直接走出教室，只要十五步，可是你教室走一圈，再走去洗手間，要走三十幾步。你這樣走，不

我期待過動兒

被賞識的那一天

是很笨嗎？」

小孩低頭囁嚅：「可是……我就是喜歡這樣走……」

孩子小，無法清楚表達的心情是：我知道你們大人這樣走比較快，可是這樣並不好玩啊！

我教室繞一圈，雖然走比較遠，不過可以和小朋友玩來玩去，這樣有趣許多。

大人在乎的事物，是小孩不介意的；同樣地，小孩視為最重要的事情，在大人眼裡，卻是無聊透頂，簡直如火星人遇到地球人。這是大人很容易看小孩不慣，小孩又嫌大人囉嗦的原因之一。

大人很難搞懂小孩的腦袋瓜裡到底在想什麼。明明是教室，但在小孩眼裡，可能如監獄般難熬；明明是一根沒有用途的紙捲，但小孩可以在瞬間把它變成光能劍來揮舞；明明是帥氣十足的小襯衫紅領結，小孩卻穿著渾身不自在，以為是穿著約束衣；明明是一張彈簧床，孩子看到後欣喜欲狂，立刻跳上去，把它變成跳跳床。

明明看孩子就是望著窗外在發呆，可是在孩子的腦裡可熱鬧了。窗外的白雲，有的已化身為恐龍，有的是汽車，有的是小狗，天空正上演著精采無比的恐龍追逐記啊！他哪是在發呆。

・孩子是做白日夢，還是悠遊在想像力裡？

我家小孩，兒時上課也經常被老師抱怨：總是在做白日夢。

到孩子讀國中時，我問他：「小時候上課，老師常說你在發呆，你那時候是在想什麼呢？」

喜歡戲劇與小說的孩子，露齒而笑：「我在想昨天看的《七龍珠》，然後把它重新編劇，創造不同的結局。」

想像力匱乏的大人，只看到「發呆」，完全無法進入孩子的心坎與思緒。許多孩子，因此會被誤會。

我們大人對孩子，還有許多自以為是的想像。比如：我們會把便當裡的飯菜、麵包、饅頭等食物，做成小白兔、小狗、小貓、小熊、小朋友等等的造型，看起來很可愛，來吸引小孩的目光，希望孩子們看了歡喜而能刺激食欲，把眼前的食物全部吃完。

有些小孩確實會如此，可是有不少小孩，反而看了後倒盡胃口。

小孩說：「為什麼要吃小白兔小貓小狗小熊？他們那麼可愛，為什麼要吃掉他們？還要吃掉小朋友？太噁心了吧?!」

當我聽到孩子拒絕吃點心的原因時，真是始料未及。

大人揣測孩子的心境，也未免太一廂情願了。不過，若站在孩子的角度想想：吃掉一個小朋友的眼睛、鼻子、手……還真的是一件殘酷可怕的事啊！

・是不聽指令，還是只想聽聽直笛的聲音？

我曾經專程北上，探望一個住在北部的孩子。

這孩子上音樂課時，老師說練習吹直笛，但是不准吹出聲音，只能學習按著哪一個孔。孩子不聽指令，照常吹出聲音。

老師火大了，把孩子的直笛沒收，改拿一枝長鉛筆讓孩子練習。孩子卻一邊按鉛筆，一邊吹起口哨來。

老師憤而把孩子拖去學務處，說孩子才小學一年級，就如此叛逆，等到高年級，豈不是爬到頭頂上來了？

我詢問一臉委屈的孩子，究竟發生什麼事了。為什麼他執意要吹出聲音？

他說：「我在家裡吹直笛，媽媽不准我吹出聲音，說會吵到鄰居；到學校，老師還是不准我吹出聲音，到底我什麼時候才能吹出聲音？」

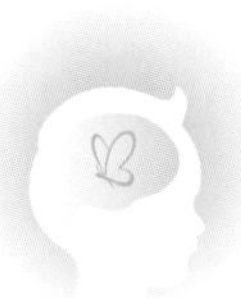

我聽了，也納悶不已。這是一支不准吹出聲音的直笛。連直笛都要為自己叫屈了，直笛是樂器啊！

大人看到的是「違抗指令、叛逆」，而孩子完全無此意。他只是想聽聽直笛的聲音。叛逆不屬於他能理解的情緒。

．整張英文考試卷都亂寫?!

還有一個孩子，母親是拿著手機的簡訊來看診。手機上，是老師的留言：「某某媽媽，我已經跟妳講過很多次了，請妳帶某某去看診，可是妳卻一再拖延，今天他又惹出更嚴重的麻煩了，整張英文考試卷都亂寫。」

老師看到的是「小孩過動、亂搞、搗蛋、不學習」，但是孩子自己呢？

孩子說：「考英文那天，剛好我過生日，我好高興。我帶了很多糖果到學校發給全班同學，才剛發完，老師走進教室，發下英文考卷，說要考試。」

聽到這裡，我這顆大人的腦袋，馬上直接的想法便是：原來是不爽啊！老師簡直是煞風景嘛！我生日發糖果，如此興奮的大事，你竟然置之不理，還考試！我當然給你亂寫了。

不過，孩子卻說：「我把每一個英文字母都寫得很大、很大，因為我實在是太開心了。」

我當下忍不住笑出來，真是誤會太大了。

老師以為他過動搗蛋，我以為他懷恨在心，結果我們通通都猜錯。

是啊，我們都忘記了。對一個才八歲的孩子而言，考試分數和過生日兩者，當然是過生日比較重要，大人才會在意考試分數。

・看得到孩子恐懼的老師

一位年輕的實習老師告訴我，他親身遇到的事：一個小學二年級的孩子，不知道為什麼，當全校排隊要走過校園時，孩子總是在一個固定的地點，停住腳步，不願再往前走，甚至寧可繞路。

無論老師們如何勸他、罵他，都枉然。

這位年輕的實習老師，決定陪著孩子走。當走到那個點時，孩子依舊停下腳步。

年輕老師往四周觀察，看到眼前有一棵大樹，樹幹上有樹木的紋路，看起來很像一顆怪獸的大眼睛。

老師問孩子：「你是不是怕那顆大眼睛？」

孩子點點頭。

於是，老師去拿了一塊布，把樹幹的怪獸眼遮住。

從此，孩子可以跟著同學的腳步，走過校園了。

這位年輕老師，真是童心未泯。他會用孩子的眼看世界，用孩子的腦去想世界。

2.每一個階段的孩子都不同

大人需要具備小孩生長發育每一個階段各有何特徵的基本概念。

不要期待還不會走路的小孩，就能拔腿快跑；不要期待三歲的孩子，能做出五歲孩子才會有的行為。

・心急的母親們

曾經有一位母親憂心忡忡地問我，她家小孩有問題，該如何改善。

她說她家小孩到公園遊樂場玩，總是占著滑梯，不讓別的小朋友溜，是一個不懂分享的小孩，怎麼辦？

我問：「孩子今年幾歲？」

媽媽說：「剛滿一歲半。」

我期待過動兒被賞識的那一天

一歲半的孩子正是自我中心最強大的年紀，什麼都是他的，不願意分享，一點也不奇怪啊！

有一回演講過後，一位母親舉手問我：「我經常讀繪本給孩子聽。講完一本繪本，我會問他問題。如果問簡單的問題，他能回答，可是我如果問到必須有邏輯推理能力的問題，他都答不上來。不知道他是不是有什麼障礙？」

聽母親這樣描述孩子，我本來還擔心孩子是不是發展遲緩，所以我詢問母親孩子的年齡，母親回答：「三歲。」

一聽到這答案，我完全放下心來。

要求三歲的孩子有完整的邏輯推理能力，這位母親也太心急了。

・當四歲孩子，安靜不動地坐二十分鐘……

一位四歲的孩子被老師說有過動傾向，父母帶小孩來找我。

孩子讀中班，老師表示在課堂講解美勞的作法時，孩子總是動來動去，無法靜靜地坐好聽老師講解。

我問父母：「孩子的美勞做得好嗎？會隨便應付了事嗎？」

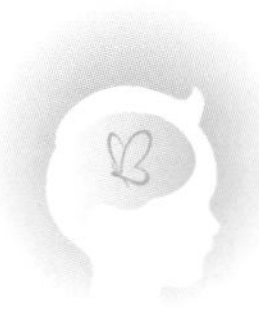

母親說：「孩子做得滿好的。」

我問孩子：「你喜歡在幼兒園做美勞作品嗎？」

孩子輕快地回答我：「喜歡。」

關於美勞，四歲的孩子喜歡做，做得也不錯，這不就足夠了嗎？安靜地聽老師講解，不是四歲的小孩應該被集體要求的。

老師說全班十幾個小朋友都可以靜靜坐著二十分鐘聽講解，只有他們家小孩做不到。當然是他們家小孩有問題。

我聽了，直搖頭。

我說：「有多少繪本在推崇『我很特別』，老師可能上午才剛唸完《我很特別》的繪本，下午卻跟父母說：『你的孩子很特別，請帶他去看醫生。』這不是很矛盾嗎？是要特別，還是不要特別？」

我更心疼那十幾個才四歲，便被訓練到可以安靜不動地坐二十分鐘的孩子，那必須是多麼害怕被處罰責罵，或是想要討老師歡心，希望被老師誇讚，才做得到的逆齡行為啊！

・三歲孩子，大約能專注六至十五分鐘

但是老師說孩子現在四歲，二十分鐘都坐不住，擔心他到小學，一堂課必須坐四十分鐘，會無法適應，所以勸父母帶孩子去檢查是否為過動。

我聽完父母這樣的講述，深感遺憾。

按理來說，幼兒園老師應該是對幼兒發展最有概念的一群專業人員。四歲到六歲，還有兩年。這兩年，對大人可能不會有什麼變化，可是對四歲的孩子而言，是他至今一半的人生，孩子的發展會有非常巨大的改變。

人類的專注力，除了有個人差異之外，也因年紀不同，專注力的時間長短不同。有養過小孩的父母都領教過像裝了強力電池的一、兩歲小孩，坐不了三分鐘，動個不停。

是的，**小孩年紀越小，越愛動來動去，專注時間越短**；隨著年紀漸長，專注時間才能漸漸拉長。

有一個簡單的公式，可以大約算出依照孩子的年紀，能專注的時間：

年齡乘以（二至五）分鐘＝可專注時間。也就是：

三歲：六至十五分鐘。

四歲：八至二十分鐘。

五歲：十至二十五分鐘。

六歲：十二至三十分鐘。

不過，這也只是大部分的孩子，並非所有的孩子都是如此。

有些四歲的小孩可以專注二十分鐘，不表示只能專注十分鐘的孩子，就是有病。

．鏡像書寫，七歲之前可能會發生

有一位五歲的孩子，讀幼兒園大班，他寫字會倒過來，也就是像照鏡子般的鏡像書寫，且字又寫太大，總是超出格子外。

父母很擔心，帶去看兒心醫師。

兒心醫師認為是注意力不足，而開藥給孩子服用，希望可以幫助孩子學習。不要在孩子才剛開始進入學習之路時，就挫折連連，打擊自信心。

這同樣是犯了不瞭解孩子發展過程的錯誤。

鏡像書寫，很多孩子在七歲之前會發生，經過一再練習與觀察，漸漸會改善。這並不是注意力不足。

至於寫字超出格子外，是幼兒園教育偷跑，才會產生的問題。

我期待過動兒被賞識的那一天

幼兒園孩子的小手，骨骼尚未發育完全，關節和小肌肉也都還在發育之中，運筆無法拿捏自如，本來就不適合握著細細的筆來寫字。

幼兒園孩子的小手只適合拿粗粗的畫筆，畫大大的圖。

看著孩子才大班的作業簿，卻被老師畫了許多紅字。老師要求孩子寫字沿著虛線寫，一筆一劃要如印刷體。

我告訴父母：「老師這樣的要求，對才五歲的孩子而言，並不適當。不是你的孩子字寫太大，是簿子上的格子太小。」

這所偷跑的幼兒園，不僅有書寫作業，還有考試。

母親抱怨孩子的數學考試成績很差：「他其實都會算，但是只要出應用題，他就看不懂題目，完全空白。」

我除了對幼兒園竟然有作業、有考試，還出了數學應用題感到驚訝之外，更多的情緒是憤怒和憐惜被揠苗助長的無辜孩子。

我告訴父母：「數學應用題不適合幼兒園的孩子。因為那些應用題，都是在現實生活中不可能發生的事，孩子根本無法理解。我建議你幫孩子轉學，換幼兒園，孩子太可憐了。」

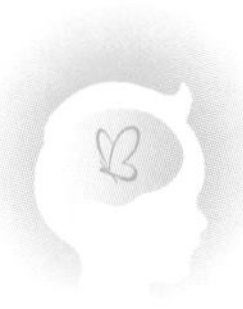

・相對幼齡可能會被誤以為是過動兒

關於年齡，還有一個重要的現象。有**好幾篇來自世界各國的研究論文，指出「相對幼齡可能會被誤以為是過動兒」**，包括臺北榮總也發表過類似結論的論文。

「相對幼齡」是指依照學制，每年九月一日到隔年八月三十一日之前出生的孩子，都就讀同一個年級。許多研究發現，在一個班級裡，年紀小的學生比年紀大的學生，更容易被診斷為注意力不足過動兒，同時比較容易被開藥。也就是七、八月出生的孩子，比較多會被診斷為注意力不足過動兒。

為什麼會出現這種現象？七、八月不適合生小孩嗎？當然不是。是因為一個班級裡，七、八月出生的孩子，正是全班年齡最小的。

前文我曾提到，年紀越小越不容易專注，專注的時間也越短。七、八月出生的孩子，比起前一年九月出生的同學，幾乎是小了快一歲，自然專注的時間會較短。原本是因為年幼的關係，所導致的坐不久或學習較緩慢，但卻被疾病化為注意力不足過動症。

這幾篇的研究報告，都建議所有的醫師、心理師、老師與家長，當懷疑孩子是注意力不足過動兒時，務必先注意孩子的年齡是否是全班較幼小的，以避免誤診。

3. 遺傳影響孩子

每一個孩子的外貌、身材、聲音、特質、專長、個性……都受到父母的遺傳基因影響，且影響深遠而重大。

一位母親來信形容她的孩子做事情總是拖拖拉拉：

老師要我帶讀小三的兒子去醫院檢查，因為老師下指令後，其他孩子都在做，只有我兒子總是拖拖拉拉，慢了好幾拍。例如：老師要全班同學拿聯絡簿出來，要講到第三次，我兒子才會「驚醒」，拿出聯絡簿。

我先生聽了我轉述老師描述孩子在學校的「病況」，很不好意思地說：「聽妳這樣說，我才想到，這些症頭，我小時候都有ㄟ～～就是像我啦！」

我不瞭解，從小，並沒有老師要我先生去看診檢查，為什麼現在就要去醫院檢查？

唉，因為那個年代，還沒有注意力不足過動症的診斷啊。

而這種「就是像我啦」的情形，也在診間一再發生。

父母帶著小孩來就診，通常是母親，滔滔不絕地述說著孩子在學校各種讓老師頭疼的行為。但父親卻含笑，低頭不語。

這個時候，我一定會問父親：「不知道爸爸有什麼想法呢？」

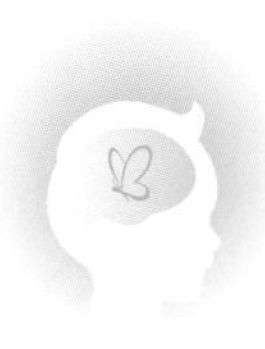

父親八九不離十地回答：「我從小也是這樣啊！上課沒有在聽，一直和同學講話……」

有的父親不必等我詢問，直接插嘴：「哎喲，我早就跟我太太講過了，這些事情沒什麼，我讀小學時也是這樣啦！是她自己從小乖乖牌，才會大驚小怪。」

不只注意力不足過動的特質與遺傳有關，應該說每一個孩子的各種特質，都跟遺傳有關。

4. 不同的家庭養出不同的小孩

除了受雙親基因帶來的天生特質所影響之外，孩子生長在什麼氛圍的家庭中，當然也影響著孩子。

無論是面對環境改變、規範、壓力時的應對態度與行為反應，或是價值觀，都與孩子在家裡，是如何被對待、被要求、被以什麼方式教導息息相關。

・讀小一的孩子，每天功課都寫不完

曾經有一個從出生即給我看診的孩子，我與他們全家人都已認識多年。這是一對溫

和理性，容易溝通，也很願意傾聽孩子的認真父母。

在診間，聽父母與孩子談服藥的必要性，父母充滿耐心地和孩子問答，我在一旁聽著，心想如果每一個孩子都能被這樣教養長大，這世間就不會長出不講理的大人了。

可是，才就讀小學一個多月，父母帶著孩子的聯絡簿來找我。

聯絡簿上，每天都是老師寫孩子犯錯的紅字。一頁又一頁，看得父母心痛。

孩子低頭不語，平日那有一點調皮，有一點天真無邪的笑容全消失了。

這位老師處罰上課講話的孩子，除了大家共同的作業之外，還要抄三遍國語課文。

孩子之前上的幼兒園是開放玩樂的幼兒園，沒有練習過寫字，寫字本來就慢，現在再加上抄寫課文，每天功課都寫不完。

孩子等於是被放作業的高利貸一樣，累積越來越多。每天的生活，只剩寫作業。孩子從天堂幼兒園掉入地獄小學。

他根本拒學，要帶他上學，只好硬拖。

·母親在孩子的嘴巴貼上膠布

比較誇張的幾天，老師在聯絡簿上這樣寫著：

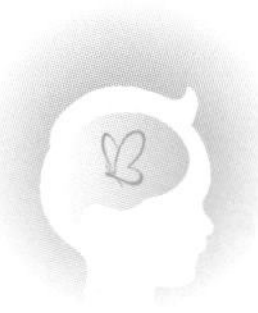

9月15日：

這幾天一再叮嚀不可下課，要收心，可是配合度低，請家長再督促。

10月6日：

下課罰站三節，沒好好站，一直跑出去玩。上課未經同意，跑出教室裝水喝。第四節課一直哭，目前有注意力不足過動和情緒方面的問題，建議帶孩子去看兒童心智科，多聽取專家的意見。

10月28日：

目前與孩子理性溝通，若上課一味做自己喜歡做的事，就無法享有權利。希望彼此在沒有情緒影響中來面對，像大人一樣，為自己的行為負責。

這位老師可說完全不懂孩子的心。

愛動的孩子，處罰不能下課，是找孩子的麻煩，也是找自己的麻煩。**愛動的孩子，就是要找機會讓他動，他上課才有可能安靜下來。**

一個剛上小學的孩子，學校狀況還搞不清楚。一整個上午，都被罰站、責罵，到第四節課，覺得委屈而哭泣，是再正常不過的反應了。若有什麼情緒問題，也是因為老師的處罰所造成。

我期待過動兒被賞識的那一天

對一個六歲的孩子，要求「像大人一樣，為自己的行為負責」，這是何等超齡的要求，又有多少大人能夠為自己的行為負責呢?!

我告訴父母：「孩子在你們家，已經習慣溫和理性且講道理的互動模式。老師上課不准講話的處罰，他一定無法接受。他不瞭解上課為什麼不能講話，不能講話，要告訴我理由啊！而且你用說的就好，為什麼要罰我寫那麼多討厭的字？他從很自由的家裡和幼兒園來上小學，從來沒有被處罰過，他無法理解『罰站』是什麼意思，更無法理解老師是高高在上，不能違抗命令的人，因為在他的人生中，從未出現過這種角色、人物。」

我請父母去和老師溝通看看，結果不如人意。

父母說他們去學校和老師談過幾次話之後，老師只要看到他們夫妻倆出現，轉頭就走，完全不想見他們。

母親最後哭著說：「我只好拜託孩子，上課不要再講話了。再講下去，你不用睡覺了！作業也不可能寫完啊！但孩子就是做不到，我只好在他的嘴巴貼上膠布，告訴他，老師要你講話，才可以撕下來……」

我為了這個孩子，拿著孩子的聯絡簿到學校找校長。校長一看到老師的名字，無可奈何地說：「這位老師非常嚴格。每個新學期，都會有家長來投訴。」

我告訴校長，這位老師也不算是壞老師，只是不適合擔任低年級的導師。

校長無奈地表示，這是沒有辦法調整的，只能請老師不要再針對這個孩子。

我轉告父母，父母說：「如果老師要這樣處罰小孩，我們寧可老師不要管我們的孩子。我們自己來管。」

不同的家庭，有不同的教養方式，自然養出不同特質的孩子。

開放自由的家庭養出的小孩，又是就讀自由玩樂的幼兒園，進入制式的小學，鐵定需要一段比較長的適應期，以理解學校的規矩、老師不可冒犯的地位和許許多多的學習難題。

我們究竟可以給孩子多長的適應期呢？我們可以從容、不心急地等待孩子嗎？

三、進階：瞭解你家的小孩

既然是進階，當然是更需要用上心力的層級了。

孩子雖然是我們所生養，不過孩子長越大，似乎也離我們越來越遠。想起孩子嬰幼兒時種種可愛逗人的往事，再回頭看著眼前這個越來越不認識的孩子。但請先別怨嘆，那只是表示：眼前這個越來越複雜的孩子，他需要的不再只是吃飽喝足穿暖不生病，他需要更深層的互動與同理。

我們期待的完美孩子，其實並不存在

當我們剛生下孩子時，看著孩子紅潤沉睡的臉龐，內心會燃起身為父母的心願：孩

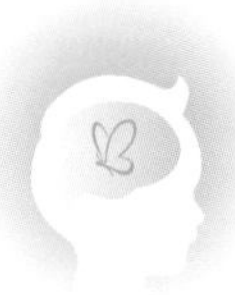

子，我只希望你快樂、健康地長大。

孩子漸漸長大，面對越來越多的挑戰，但身為父母的期望，也隨著越來越多。

我們期待孩子在家乖巧體貼，見到長輩有禮貌，在公開場合活潑大方，在學校聽從師長的話、守秩序，考試時謹慎細心，發表看法時勇於表現，寫作文做美勞時創意十足……我們恨不得能形塑這樣完美的孩子。

但卻忘了，以上那些受大人喜愛的特質，往往也帶來另一面讓人頭疼的特質。

乖巧體貼的孩子，往往必須壓抑自我；有禮貌的孩子，可能只是虛有其表，善於虛偽拍馬屁；活潑大方的孩子，也就是愛講話的孩子；聽話的孩子，不會分辨是非對錯，只一味地聽從權威、畏懼對抗威權；守秩序的孩子，膽怯不敢冒險；謹慎細心的孩子，容不得犯錯，必然患得患失；勇於表現的孩子，也就是愛搞怪愛搶風頭的孩子；有創意的孩子，不愛墨守成規，不受控制。

孩子，無法訂製，**每一個孩子有他的本性，請認真瞭解你家孩子的特質。**

也請花點時間思考：我們對孩子的期待是什麼。

因為期待，影響我們如何養育小孩。例如：如果你期待孩子的考試成績能名列前茅，必然會花許多時間與金錢在催促孩子用功讀書；如果你期待孩子是運動健將，便會花心力在訓練孩子的體能運動。

我期待過動兒被賞識的那一天

我們都期待孩子可以學業成績頂尖、體能優異、人緣奇佳，心情快樂。但以上的期待，一看就知道是美麗夢幻。

學業成績頂尖的孩子，心情不可能快樂，因為他必須維持好成績。每一次的考試都是壓力；體能優異的孩子，也很難兼顧學業成績，因為體能訓練會占據他大部分的課餘時間。

就像我們都期待孩子小的時候乖巧聽話，長大之後則能幹獨立。偏偏這兩種特質是矛盾的。一個乖巧聽話，唯大人是從的孩子，缺乏自我摸索與磨練的機會，長大如何能幹獨立？那只會養成一個媽寶型的成人。遇到任何問題，都要詢問長輩，不敢獨立行動。

而一個能幹獨立的大人，從小必定不愛聽大人耳提面命，凡事都要自己來。從一再的錯誤、挫敗、闖禍中，學得許多寶貴的經驗。

因此，不要對孩子有不實際的期待。大人心目中那個完美的孩子，並不存在於現實世界中。

請看著眼前的孩子：他是一個怎麼樣的孩子，如何順他的性來發展，才是對孩子真正有幫助的期待。

1. 請聽孩子說話

我把聽孩子說話列在瞭解孩子的第一要件，因為大人都太愛搶話。**不等孩子說完話，大人便急於指導或訓誨孩子。**請大人忍住急於出口的話，先靜下心來，等待孩子，聽孩子怎麼說、說什麼。

唯有透過傾聽孩子，才有可能瞭解孩子。

‧外婆的道歉

那天我看到電視在播放名歌星，也是名演員珍妮佛‧羅培茲，帶著她的媽媽和孩子進行世界巡迴演唱會的紀錄片。片中一個小小的橋段，深深令我感動。

巡迴演唱會的其中一天，恰逢珍妮佛‧羅培茲的母親生日。大家團聚慶祝，尤其壽星本人，更是瘋狂地又叫又跳。

等外婆嗨翻天之後，大家坐下來準備吃飯，在飯前禱告時，外婆說：「感謝上帝賜給我們美好的一天……」

沒想到，孫子此時卻插話了：「我覺得妳應該要先為妳剛剛的歇斯底里，對上帝道歉。」

我看到這裡，心想這種情況，有可能在台灣的家庭發生嗎？要是發生在台灣的家庭，會有什麼樣的後果？

但在這個生日宴會中，外婆的反應是：「說的是，上帝，我要為我剛剛的歇斯底里道歉……」

我坐在螢光幕前，看得出神。

這一家人不僅會聽孩子說話，而且正視孩子說的話，把孩子的話聽進心坎裡。大人完全沒有「目無尊長；我是長輩，你算老幾」的心態。

在台灣，則可能會有什麼後果？這孩子會不會被喝止？然後眾人開始責備他沒有禮貌，要跟阿嬤道歉。**大家只在乎「長幼有序」，沒有人會在乎孩子說的話有沒有道理。**台灣的小孩彷彿被消音了，因為有著一群不喜歡聽小孩說話的大人。

小孩若是想為自己的行為多做解釋說明，我們習慣性的會斥責：「你還狡辯！你給我閉嘴！」我們雖然養的是小孩，是會跳、會動、會說話的小動物，卻恨不得養的是植物。

．孩子似盆栽、墓碑？

大家到學校的教室看看，一個個座位像不像一個個盆栽？小孩就像種在盆栽裡的那株植物。

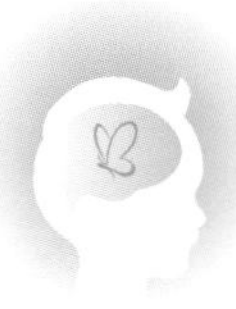

盆栽不會吵鬧，不會說話，不會動，而且還有向光性。老師便是那道光，孩子隨那道光擺動。這也是大人所期待的小孩樣貌。

「這樣的形容還不夠。」曾經有一位大學教授感慨地說：「如果是盆栽，十二年國教養了十二年，也該綠意盎然了吧！可是，這些孩子讀到大學，我們看到的不是盆栽，而是墓碑。一個個不會說話、沒有反應的墓碑。我們大學教授和你們醫生做的事情其實差不多，就是做緊急心肺復甦術。能救活一個，算一個。已經病入膏肓的，只好放棄。」

這樣的形容，聽了好笑，但內心卻覺得悲哀。

孩子不是生來不會說話，他們曾經很多話，甚至話多到被認為需要看診。然而，經過日復一日，年復一年被大人壓制說話的機會和說話的能力之後，孩子漸漸不在大人面前表達意見，而**成為被消音的孩子**。

・沉迷手機的大人

我們不僅壓制小孩說話，我們根本不喜歡聽孩子說話。

我曾經在馬路上看到讓人心疼的一幕：一位父親騎著腳踏車，載著讀幼兒園的女兒上學，多麼溫馨的畫面啊！紅燈亮了，腳踏車停車，女兒看到一隻小狗，興奮地叫爸爸看：「爸爸，你看！那裡有一隻狗狗ㄟ！」

爸爸才一煞車，便迫不及待拿出手機來滑，根本沒有聽到女兒在呼喚。

女兒繼續叫：「爸爸，你看有狗狗！」越叫越大聲。

爸爸終於抬起頭來，轉身問女兒什麼事，然後很簡單地敷衍一下：「喔，有狗狗。好，汪汪！」接著繼續低頭滑他的手機。

很顯然地，父親沒有要聽女兒說話，他只想繼續滑他的手機。

許多父母抱怨孩子迷戀手機，但父母得先自我反省：我們自己是否是始作俑者呢？

・親子關係的新危機

有一個母親抱怨孩子很愛吵鬧。不過，當她帶孩子來我診所時，我們護理師觀察到孩子一直要跟媽媽講話，這位母親卻一直在滑手機，根本不理會孩子，孩子只好越講越大聲，最後吵鬧起來，才引起母親關注。

有了智慧型手機之後，本已經搖搖欲墜的親子關係更形疏遠。全家人假日出外到餐廳用餐，雖然圍坐在同一張餐桌，卻人人低頭滑手機，誰也不理會誰，連幼兒都有手機可以看影片。

以上是現在經常看到的場景。當一家人不再對話，就更無法瞭解小孩在想什麼。

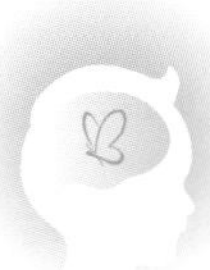

這是親子關係的新危機：長期使用手機，「手不釋機」，造成親子之間更為陌生。

每有家長因為孩子有狀況而來看診，我一定會詢問平日孩子在家的活動：「就愛看電視啊！」

我繼續問：「你會陪伴嗎？」

家長回：「會啊！我會在家裡啊！」

我再問：「陪他一起看電視？」

家長幾乎都回：「也沒有啦！他看電視，我滑手機。」

一個看電視，一個滑手機。這樣的陪伴，是顧身不顧心。只是顧著小孩不會發生危險，但既然無互動，就不可能促進親子間的情感交流。

大人沉迷於手機，也喪失了傾聽孩子、瞭解孩子的契機。

唯有傾聽孩子，你才能瞭解孩子在想什麼，孩子喜歡什麼？厭惡什麼？傷心什麼？擔憂什麼？生活的目標是什麼？

孩子雖然是你所生養，但是他的許多舉措，可能你也難以理解。**唯有透過多聽他表達所思所想所遭遇，才能瞭解他，進而接納孩子的原貌與本質**。這個時候，才能建立對孩子的期待。

·孩子打人的背後原因

某天，診所來了一個在學校一再和同學發生肢體衝突的孩子。

那孩子打起架來兇狠無比，把對方打到落荒而逃。老師處罰孩子到教室後面罰站，沒有想到，孩子竟然把教室後面，老師精心布置的布告欄整個撕毀。

對方父親親自到班上來興師問罪。火爆浪子般的孩子，看到對方家長前來，不僅沒有收斂，反而更是發狂。他把椅子扛起來，往對方丟過去。

老師氣急敗壞，認定孩子是衝動型過動兒，要求家長帶孩子來看診。

我看著眼前才讀小學一年級，卻已經被大人形容如惡魔附身般的孩子，即使身在診所，雙眼仍然怒火熊燒。

我慢慢詢問孩子，也等待被怒火淹沒的話語，從孩子嘴裡吐出。

終於，孩子開口說話了，雖然不是很順暢，也有些詞不達意：「每次我和那個小朋友打架，老師都只處罰我，不處罰他。我知道，因為我家沒有錢，他們家很有錢！」

原來如此。

這孩子確實不是找全班同學打架，專只會和這個小朋友打，也就是有仇未解。

這孩子把布告欄撕毀，是恨老師處罰不公平；對方家長來了，還丟椅子，是衝著那位會賺錢的父親。

每一個暴力行為的背後，都是冤有頭，債有主。孩子的火爆舉動，事出有因，並非壞脾氣亂射一通。

．讓孩子練習把情緒說出來，減少哭鬧

如果孩子在進行洩憤行動之前，能先把滿腔的不滿表達出來，學習以嘴代手，這些不被大人理解、被當作衝動型過動的暴力行為，必然可以減少許多。

後來，我建議母親把孩子從那間貴族小學轉到社區的小學。轉學後，孩子不再是「暴徒小孩」。

只要大人願意聽，孩子自然願意說。讓孩子有機會說話，鼓勵孩子說出來。當孩子知道把話說清楚，把情緒用語言清楚地表達出來，大人想聽，大人也會聽，那麼漸漸地，孩子會嘗試以語言代替暴力行動與不可理喻的行為。

我遇過一個孩子，動不動就哭鬧，而且堅持度奇高，可以哭鬧一個多小時還不停。

我期待過動兒被賞識的那一天

她的母親曾經錄影給我看，真的是大哭大鬧，怎麼勸也勸不止。

原來當天是萬聖節，女孩的英語補習班舉辦萬聖節扮裝活動，可是母親實在是太忙碌了，沒空幫她打扮，直接把女孩送到補習班。

女孩佇立在補習班門口大聲哭鬧，說什麼都不肯進去。

母親氣急敗壞，既然不願進去補習班，那就回家吧！

沒想到女孩哭得更大聲，母親被惹火了，也無奈至極。

如果讓孩子練習把情緒說出來，這樣一個多小時的哭鬧情節不會發生。

無論是在家裡還是在學校，孩子總是被規範要安靜乖巧，少說話，多讀書。女孩便是在這種傳統教育下長大的孩子，確實不慣於開口。

我先引導地幫孩子說一點：「妳是不是不想回家？」「妳是不是想進去補習班？」

「可是，妳不想要這樣進補習班，是不是？」「來！妳現在告訴媽媽：妳想去補習班，不想回家，但是妳不想這樣進補習班，我們來說清楚妳想要怎麼樣進補習班？」

孩子每發生一次哭鬧不休的事件，我便要母親和孩子做這樣的練習。

請母親先不要急著責罵孩子亂吵，只需引導孩子，以說話表達來代替哭鬧。不到三個月，孩子的哭鬧狀況改善許多。

培養孩子會說話的能力，勇於表達，且表達順暢，絕對是未來人生發展必備的能力。想想看，在未來的職場，是只會默默做事，拙於言詞的人較會得到賞識？還是既會做事又口才便給者呢？

人不是機器，可以按個「安靜無聲」的開關，就閉口不言不語；再按個「開口說話」的開關，便自動口若懸河、能言善道。

口才好，絕非憑空可得的能力，當然得透過許多練習說話的機會。

經常有孩子被師長抱怨太愛說話，很像過動兒。我總是一再叮嚀家長：「請好好守護住孩子很會說話的能力。現在被你們嫌棄說是過動兒，有可能長大之後，就要靠這張嘴吃飯啊！」

・父母對孩子的期待是什麼？成功，還是健康的身心？

父母從瞭解孩子，進而建立期待，這是一個值得父母多花點時間共同深思與討論的重要階段，但卻也是被許多家長忽略的一個重要步驟。

許多大人未曾好好瞭解孩子，只想著軍警公教人員生活比較有保障，於是一心一意期待孩子往這些有保障的行業發展。卻不瞭解孩子明明坐不住，他渴望的是闖蕩多變化的人生。強迫孩子從事他的特質無法勝任的工作，往往造成孩子生活受挫。明明初衷是「為了孩子好」，卻落得親子失和。

提到對孩子的期待，大人慣於直接就跳到「我要你有體面的工作，最好能功成名就」，卻忘了對孩子而言，應該有其他更重要的人生期待，比如有健康的身體，應該才是最重要的。**唯有身體健康，才可能有人生。**

身體健康之外，**第二重要的是：健康的心理。**心理生病時，不僅會傷害自己，有可能還會危害社會。如果心情鬱卒、充滿怨恨、對他人寡情無愛、暴躁易怒，有再好的學業成績，也是枉然。這樣的生活，離快樂人生非常遙遠。活著，卻完全失去生活的意義。

第三重要，才是大人最在意的：自我謀生的能力。這項期待應該是擺在第三位，不過，它經常篡位，偷偷爬到第一位。

請大人先放下「什麼是較差的工作，什麼才是好工作」的成見，聽孩子怎麼說。

時代改變太快、太多，職業的種類與工作內容，已非昔日可比。等到孩子長大成人，要進入職場，已是十年、二十年，甚至三十年以後的世界，極有可能出現許多今日尚未出現的行業，實非今日的我們足以想像。

要有什麼樣的能力，才能謀生呢？上最好的大學？讀到博士？每一個孩子的特質、專長、興趣都不同，有許多工作與學歷並無強烈關聯。有許多工作，需要的可能是處理事情、解決困難、與人互動溝通的能力，而不是博、碩士的學位。

所以，還是得先瞭解孩子，才來產生期待。瞭解孩子，絕非透過憑空想像或自以為是，而是必須傾聽孩子。

聽孩子怎麼說、說什麼，孩子要能說、要願意說，必須先具備表達的空間與能力，請讓孩子伶牙俐齒吧！

2. 請跟孩子說「人」話

先傾聽孩子之後，才輪到大人說話。當大人開口說話時，請經過大腦，好好說「人」話。

難道我們天天開口說話，說的不是人話嗎？不，其實我們雖然是人，面對的孩子也是人，卻經常開口對孩子說「狗」話。

・我們對孩子開口、閉口都是命令?!

當孩子從學校一回到家，大人開始吆喝：「聯絡簿拿出來！」「趕快去洗澡！」「便當盒呢？」「功課寫完了嗎？」每一句話都乾脆俐落，如同我們在訓練小狗時說的話。

我期待過動兒被賞識的那一天

這些話，都是命令，而不是在跟孩子對話。與人對話，必然是有理性、有感性、有講理、有表達情感、有分享、有各樣的互動。

回想一下，當我們看到孩子有不當的行為時，會對孩子說什麼？這些話是經過人類大腦思考之後，說出口的話嗎？注意聽，我們隨處都聽得到大人在對小孩說狗話。

有一回，我去聽已逝兒童文學家幸佳慧演講，主題是「如何進行親子共讀」。主辦單位很貼心，在演講廳後方佈置了一處給孩子的遊戲區，好讓家長可以安心聽講。

不料，演講還在進行中，遊戲區傳來一個約莫三、四歲小孩的淒厲大叫聲，完全蓋住了佳慧的演講。

我等了一下，但淒厲叫聲顯然不想停，於是雞婆如我，便起身走到後方，想先瞭解小孩大叫的原因。原來這個小男孩要玩另一個小女孩手上的玩具，但是小女孩還不想放手，小男孩便叫個不停。

我走過去，輕輕擁著小男孩的肩膀，在他的耳邊柔柔緩緩地告訴他：「你很想玩那個玩具，是不是？那個玩具看起來好像很好玩，不過我看到這裡有更好玩的玩具，我們先來玩這個更好玩的玩具，等一下再玩那個玩具。」

小男孩點點頭，停止了哭鬧。

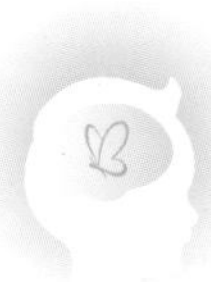

他的媽媽此時出現了，卻是比小男孩之前更大聲地怒吼：「不要玩了！回家！」一面吼著，一面硬拉著小孩的臂膀，把小孩一路拖出門，小孩淒厲的哭喊聲又起。

有多少這類不知如何好好和孩子說話的例子啊。

◎**「你再給我試看看！」**

是真的要小孩試看看嗎？小孩如果聽從你的指令，真的再試看看，就要挨揍了，不是嗎？所以，你在說什麼？

◎**「我不要你了！你給我出去！」**

小孩若是真的就這樣走出門，你會做何反應？

◎**「你出去，就不要給我回來！」**

當你說這句話時，是當真嗎？真的不要小孩回來嗎？還是隨口說說喪失理智的氣話罷了？偏偏現在的孩子，天涯海角都有比父母還親的網友，這樣的氣話，孩子會乾脆當真，離家出走去找網友過活了。

◎**「數到三，我要打下去了喔！一、二、二點一、二點二……」**

這是許多父母對拖拖拉拉的孩子會使出的殺手鐧。別以為孩子傻到不知道父母沒有什麼對策了，才老是出這招。孩子每次就等你數數。

◎**「你皮在癢！」「你回家就該死了！」**

在大賣場，只要孩子一吵鬧不休，經常聽到父母祭出這兩句話來。這兩句話的本意是相同的：恐嚇小孩，等一下我要揍人了！

．我們對孩子威脅、恐嚇？

大人對不聽大人指令的孩子，無法好好講道理，便只剩威脅、恐嚇的手段。這麼做，速度最快，最省事。不需經過思考，只講求最後小孩如大人所願，不吵就好，卻不講道理。但那是孩子還弱小，尚畏懼大人的淫威，等孩子漸漸長大變壯，才不甩什麼恐嚇。

「你笨得像豬嗎？」這是父母罵小孩罵得最愚蠢的一句話。

小孩是誰生養的？罵孩子笨得像豬，就是罵小孩的父母啊！自己把小孩生笨了，是自己也笨得像豬公豬母嗎？要怪誰啊？

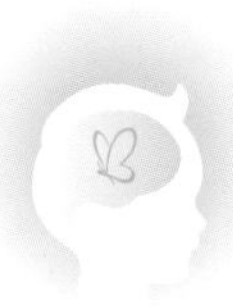

再來，這種罵法，是在詆毀孩子的自尊，只是讓孩子更沒有自信。自覺愚笨，並不會因為被罵笨就變靈光了。難道大人罵小孩是要把小孩罵自卑的嗎？

大人罵小孩，許多話語都罵到完全與教養本意背道而馳，不僅失去教養的初衷，幾乎已達毀謗的程度。

像「我沒有你這種小孩！」聽在孩子的耳裡，內心是會滴血的，那是一種因為表現不如父母的期待，便「恩斷義絕」的殘酷。

有已經成年的孩子來哭訴，曾經被父親這樣辱罵：「我養你不如養豬！養豬還能賣，養你只會賠錢，不能賣！」簡直是把孩子秤斤論兩在看待。要孩子如何相信這世間真有親情存在呢？

雖然事隔多年，成年的孩子，依舊在創傷中掙扎不已。

·我們有把小孩當「一個人」來對話嗎？

我們有把小孩當「一個人」來對話嗎？以下的場景，我相信在任何一間教室，都有可能會發生：

老師說：「翻到課本第四十六頁。」

我期待過動兒被賞識的那一天

學生問：「是第幾頁？」
老師說（聲量拔高）：「我不是講過了嗎？是要講幾遍？第四十六頁啦！」
學生說（低聲嘀咕）：「第四十六頁就四十六頁，幹麼那麼兇？」
老師說：「你說什麼？你什麼態度！給我站起來，到後面罰站！」
學生一臉不服氣的表情，走到教室後面罰站，但是站成三七步。
老師說：「你給我站好！」
學生回：「我有站好啊！」
老師氣急敗壞地大喊：「給我去學務處！」
結果是學生被記警告一支，同時帶來診間看病。

這樣的過程，明明沒事卻搞出事情來，究竟是哪一個環節出了差錯？是學生不應該上課失神，沒有聽清楚老師說的每一句話嗎？可是，一堂課四、五十分鐘，平常人不可能無時無刻都專心到隻字不漏啊！這樣的要求實在強人所難。

而面對學生的再詢問，老師以不耐煩的語氣回答，學生就應該容忍老師的不禮貌回應嗎？被老師語氣不佳的回應之後，學生自然感覺不舒服。此時，大人要求孩子：大人可以對你態度不好，但是你不可以用同樣態度回報大人。即使你感覺不舒服，也不

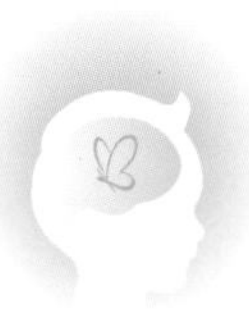

能表現出來，必須偽裝成「船過水無痕」的模樣，是這樣嗎？學生若膽敢把不以為然的情緒表達出來，就等著被記過處罰，還被說是衝動型過動兒。

這是明擺著，仗著「上對下的階級」，便可以對孩子說狗話。

想想看，這樣的場景如果是發生在同事之間或是夫妻之間，會是什麼結果：

我說：「給我一枝筆！」

同事問：「給你什麼？」

我這樣回答：「給我一枝筆啦！你是沒有長耳朵嗎?!是要講幾遍啦！」

這不就是準備要和同事起衝突了嗎？所以，當我們把對方當作一個人對待時，我們會考慮如此說話，會讓對方產生什麼樣的感受，而造成什麼不悅或傷害的結果，因此不敢無禮。

這類「視孩子為幼稚之人，不必像對待一個人般認真對話」的習性，可以發生在任何場景，有時甚至並非惡意。

・大人對小孩是否少了尊重？有平等對話嗎？

那天，我陪同朋友大約八歲的孩子搭電梯，恰好有鄰居同搭。鄰居好奇我怎麼會帶一個小孩，便開玩笑地問：「這隻小隻的是誰啊？」

我期待過動兒被賞識的那一天

朋友的孩子嚴肅地告訴鄰居：「我不是隻！」

鄰居覺得尷尬，想打圓場，趕緊接著說：「哇，你好酷喔！你幾歲啊？」

朋友的小孩一點也不領情地回答：「我才不要告訴你！」

為什麼遇到小孩，大人便會看不到「小孩也是一個人」，而對孩子說出顯得缺乏尊重，在我們大人之間，不可能出現的語句？

孩子對於不被尊重是敏感的。大人與小孩之間不平等的互動對話過程，往往容易置孩子於被誤以為是過動兒的處境。

・當孩子與老師爭辯……

十歲的孩子，因為跟老師吵架，老師認為孩子個性衝動，無法控制脾氣，便要求父母帶孩子去看兒童心智科。

究竟是為了什麼事，讓孩子敢冒犯老師？

原來是去戶外教學，老師事先一再叮嚀：「地上的種子不能丟。」結果，這個孩子用腳踢種子，被其他同學看到了，跑去向老師告狀，老師處罰小孩罰站。

小孩覺得既委屈又不服氣：「老師說地上的種子不能丟，但我只是用腳踢而已，又

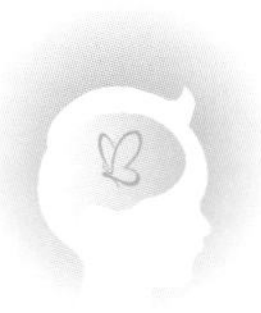

沒有丟。」

他認為並沒有觸犯老師的規定，和老師爭辯：「我是『踢』種子，不是『丟』種子！」

後來醫師診斷孩子是衝動型過動兒。理由是：老師都說不能丟種子了，小孩為什麼還要去碰種子？小四就敢跟老師吵架，這就是無法控制衝動行為。

可是，我看到的是：大人習於以上對下的強迫壓力，對小孩發號施令，要求孩子服從。孩子稍微偏離規範，大人便覺得權威被挑戰了，無法忍受。

請不要像對狗說話一樣，只會下命令，請和孩子說人話。

要規範之前，請先和孩子一起討論：為什麼要有這些規定，同時以孩子能理解的方式說明，確定孩子真的瞭解大人說的原因。

以這個孩子遭遇的「丟種子事件」為例，我們可以一起討論：為什麼不能丟種子？丟種子會造成什麼後果？用踢的和用丟的，對種子的影響，有差別嗎？如果有，是有什麼差別？如果沒有，是為什麼？

若在宣布規定之前，能先透過如上的討論與理解過程，便不會出現孩子不知為何，只憑字面思考的質疑過程，可以減少許多的誤解與誤判。

我期待過動兒被賞識的那一天

．面對內在已受傷的孩子，請先同理孩子

因為大人無法同理孩子，不習慣與孩子平等對話，而誤會孩子，讓孩子受委屈的例子，比比皆是。

我在診所曾經遇過一個憤怒的孩子，他雙眼惡狠狠地瞪著人，他被老師要求帶來看診。

老師抱怨孩子老是跟同學起肢體衝突，打起架來，像拚命三郎般，誰也抓不住。最近發生一起嚴重的事件，是在教室和同學打架。老師看到，趕緊把孩子帶到他最愛的籃球場，但老師才轉個身要去拿籃球，孩子就又衝回教室，再把同學打一頓。

老師趕緊抱緊孩子，沒想到孩子卻把老師抓傷了。三條血跡斑斑的傷痕就掛在老師的手臂上。

可想而知，老師氣憤至極。老師把孩子帶到學務處，也把家長請到學校來，說孩子是過動兒，無法控制衝動，要求帶去就醫看診。

我們往往只看到孩子外顯的暴力行為，卻不管孩子究竟是遭遇到什麼事情，為何會如此憤怒。

我詢問家長：「知道孩子為什麼和同學打架嗎？」

家長說：「問過了，但是孩子堅持不說。」

我問家長怎麼問孩子，家長說：「我就告訴他：『你完蛋了，你知不知道！竟然敢把老師抓傷，那是準備去警察局關起來了嗎？』你說清楚，為什麼打架？你說啊！為什麼啊？」

這樣的問話，是先判孩子有罪，而且罪不可赦，再要詢問孩子原因，孩子當然不想說。反正大人已經認定了，我就是壞小孩。

如何讓孩子瞭解，我們只是想幫忙，並非要將他繩之以法。當我們面對內在已受傷的孩子時，不批判，不指責，請先同理孩子。

「我不知道你遇到了什麼事。不過，我相信那一定是件讓人很生氣的事……」「我相信如果是我碰到，我一定也會想打人……」「我相信你看到老師的手，被你抓傷了，你也很難過……」**這樣一再重複與保證地說了一個多小時，孩子才開口。**

孩子被診斷為過動兒，有在服藥。全班同學都知道他是一個服藥的過動兒。

這是一個很奇怪的現象，過動兒在服藥，明明是個人的隱私，卻全班同學都會知道，甚至連同學的家長也知道。那位被揍的同學就是罵他白痴、笨蛋，是在吃神經病藥的瘋子。孩子被這樣嘲弄，當然抓狂起來打同學。

我聽到孩子遭受如此巨大的奇恥大辱，馬上接口：「難怪你會那麼生氣，連我聽了，都一肚子火冒上來了。不過，我發覺你很厲害啊！你被同學這樣羞辱，有沒有哭？」

孩子臉上的表情堅毅：「當然沒有！」

我繼續問：「你有告訴媽媽或者老師嗎？」

孩子回答：「沒有！」

我抓到機會，連忙肯定他：「你被同學罵難聽的話，沒有哭，也沒有告訴媽媽和老師，只想要自己處理，可見你不是媽寶。我看到一個不想麻煩大人，很獨立的你，你很棒的啊！」

孩子的眼神因為被理解而開始發亮，臉上緊繃的線條逐漸柔和。他大概這一輩子第一次因為打架還被誇好棒。

・請孩子思考其他比較聰明的處理方法

「可是，你想想看，你自己處理，想出來的辦法是揍他。結果，你被帶到學務處，罵你的同學卻一點事情也沒有，沒有人知道他曾經說過這麼難聽的話；沒有人知道要不是他先罵你，你根本不會動手。所以，聰明的你想想看，揍人是個好辦法嗎？」他當然知道這絕對不是個好辦法。

最後一個步驟非常重要：請孩子思考其他比較聰明的處理方法。母親在旁出餿主意：「我不是跟你說過了嗎？罵你又不會痛，你右耳聽進去，左耳讓它飛出來，就不要管它啊！」

大人請協助孩子思考，但是不要自己亂出主意。被侮辱，還要能「右耳進，左耳出」，是連大人自己都做不到的聖人境界，怎能期望孩子做到呢？

當孩子想出他認為可以代替暴力的方法時，請就當天發生事情的情境，重新演練幾次。大人可以裝成惡言惡語的同學，讓孩子來演練如何面對。

曾經有小孩想出的辦法是：跑走！結果，他一跑走，整堂課都沒有回來，害老師花一整堂課的時間找小孩。

這還是不行。於是，我們更細緻地改良辦法：可以跑走，不過從一數到五百，就要回教室了。

許多有過動傾向的孩子，對於是非對錯非常堅持。一旦被誤解、被冤枉，正義難伸，一定會怒火中燒，所以，**務必讓孩子說出心中的憤恨難平**。

請把握每一次的衝突，每一個事件都是討論、思考、教導與改變的機會。先同理孩子，傾聽孩子，想出下次再遇到同樣情境時，可以面對的方法，最後一再實際演練，而不是說說就算了。因為只用嘴巴說，很容易便忘了。只有透過一再演練，行為與習慣才比較有機會改變。

·我與兒子的對話

我承認，孩子臉上的表情和說出口的話，有時真是可憎可恨到很難讓大人不失控。但是，我們很清楚：一旦我們失控，局勢便難扭轉了。

這是我和讀高中時的兒子曾經有的對話：兒子的家教數學老師告訴我：給孩子的數學作業，他都沒寫。因此老師拜託我叮嚀孩子要寫數學作業。

某個週日早晨，我走進孩子的房間，告訴他：「數學作業要寫。」

我很少說這種蠢話，因為依我的認知：寫作業是自己要負責的事，不是父母的責任。

兒子聽完，擺出不耐煩的臭臉：「妳以為我都沒有在讀書嗎？」明顯是讀書讀到厭

世的狀態。

「我沒有說：『你都沒有在讀書』這七個字，我只有說：『數學作業要寫』這六個字，沒有一個字是一樣的。」我清楚地反駁他自行擴大的解釋。

自己事情沒做，還敢嗆我，但如果我直接回嘴：「你這是什麼態度！自己沒寫作業，還敢大聲！」大概只會鬧到兩個人都怒髮衝冠，翻臉丟書甩門，於事無補。

我不是來吵架的，我的任務是希望孩子能寫數學作業。

孩子接著說：「好啦，好啦，可是好好的星期天，一大早，妳就來講這種事情，我當然會不爽啊！」

聽起來還滿有道理的，我為什麼要當週日的討厭鬼呢？

但我也有我的苦衷：「寫數學作業，不是我的事，是你的事，我也不想管。是你的老師拜託我要叮嚀你，我才來說的。你也知道我的記憶力沒有那麼好，我自己還有很多事情要忙。我只能趁現在還記得，而且剛好有空的時間，來告訴你。我沒有辦法配合你心情適當的時刻，再來說這件事。」

說完，我走出孩子的房間，自行坐到客廳。

過了一個小時，兒子步出房門，前來道歉：「媽媽，對不起，我剛才不應該用那種口氣跟妳說話。」

我的回應很淡然，但絕對是重點：「沒事了。最重要的是數學作業要寫。」

好好跟孩子說人話，不讓帶刀帶刃的情緒用語先衝出口，大人也需要一再練習。

．跟孩子平等的講道理，而不是用上對下的壓迫

另外一次經驗是在孩子剛上國中時，直到十一月，我這不管事媽媽才驚覺：我還沒有簽過他任何一張考試卷的名，包括月考。

於是，趕緊問孩子：「咦？我怎麼沒有看過你的考卷啊？考卷不是要給家長簽名嗎？」

孩子平靜地回我：「同學都幫我簽完了。」

我很好奇是簽誰的名，孩子回答：「簽爸爸的名。因為爸爸的字很幼稚，很好學。」

身為家長總不能這樣就放過了：「好，不過，你的月考成績單總要讓我看一下吧！」

結果兒子不僅沒有拿出成績單，還來這樣一段話：「有些父母到處跟人家說他有多麼不在乎成績、不重視分數，可是其實還是會給小孩壓力，像說要看月考成績單之類的……」

我當場憋著笑，以為我聽不出來他在暗諷我嗎？

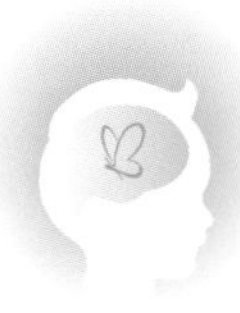

於是，我決定好好解釋為什麼我需要知道他的月考成績。

「你今年十二歲，政府規定在你成年之前，必須要有監護人好好把你養大。你的監護人就是我和你爸爸。把你好好養大，不是只給你吃穿住，還要看你在學校學習的狀況如何。我們來討論看看，身為監護人的我，有什麼方法可以知道你在學校的學習情形……」

兒子沉默不語。

我繼續說：「我想到的一個方法是我跟你去上學……」

兒子嚇到馬上反彈：「妳不要跟我去上學！」

「對啊，這樣你會被同學笑扁，而且我要上班，也不可能跟你去上學，所以這個方法顯然不可行。第二個方法是，我每一個星期打電話給你每一科的老師，問他們你在學校的學習狀況如何……」

兒子當然馬上反對。

我繼續說：「所以，身為監護人，我們只有這個學校設計的方法，就是看你的考試成績，來瞭解你在學校的學習情形了。雖然考試不一定能考出你的實力，卻是我們唯一的辦法。」

解釋了這一大串，兒子才心甘情願地把成績單拿出來。

我說的這些話，仔細想想，並非虛言，確實是大人為何要知道孩子在校成績的主因。

跟孩子講道理，而不是用上對下的壓迫，因為如果我是這樣直接回他：「這種話是你說的嗎？成績單給我拿出來，不要忘記你是靠誰才有飯吃的！」這樣的話語，也許孩子還是會把成績單拿出來，但是絕對是夾帶憤恨，可能內心還暗自發誓：等到我自己會賺錢的那一天，我就可以不甩你這個老傢伙了！

3.只規定必要的規範

從與多位父母的談話中，我知道許多家庭有既定的家規。例如：孩子一回到家，第一個動作是必須先把便當盒拿出來清洗，接著洗澡，吃飯，完成作業和評量，才能玩玩具看電視，然後睡覺。

我問：「如果不先把便當盒拿出來洗，會怎麼樣？」

許多母親會說：「如果不叫他一回家馬上就洗便當盒，最後一定會忘記。」

我繼續問：「便當盒忘記洗，會怎麼樣？」

媽媽們很訝異我怎麼問了一個如此愚蠢的問題：「便當盒沒洗，明天中午要吃飯時，便當盒拿出來會很髒、很臭啊！」

我再追問：「便當盒很髒、很臭，是妳要吃的嗎？」

「當然不是，是孩子自己要吃的。」

這就對了。既然是孩子要吃的，為什麼需要輪到媽媽來擔心？孩子會不知道便當盒很臭、很髒，必須先洗過，才能盛飯菜來吃嗎？不可能。而且他還會透過直接面對臭便當盒，學到「前一天忘記洗便當盒，慢一天才洗，便當盒會變得更臭、更噁心」。

因為曾經歷這樣的過程，他自己記取教訓，自然會產生自我要求的行為：不要忘記洗便當盒，否則明天就不好受了。

這樣的行為表現，才是真正自發性、自我要求下所產生，而不是被規範、強制。

被規範、強制所產生的行為，當規範的強制性消失時，行為往往也跟著消失不見。

・只規定非遵守不可的規定

當我們給孩子的規定越多時，孩子自然越容易犯規，就像「動輒得咎」。

尤其對有注意力不足過動特質的孩子，要他們處處小心，隨時遵守各種規定，是一件非常痛苦而困難的事情。到處都是規定，孩子變成經常都在違反規定，一直被大人指正、訓斥、處罰，孩子受挫連連，心想：反正我就是做不好，我怎麼做都是錯。我永遠沒辦法符合你們的標準，隨便你們了，我就是壞！

大人的初衷原本是希望透過規範，建立孩子規律的生活作息、少犯錯，結果適得其反。孩子全然自我放棄，完全不理規範，整個不受控。

所以，請只規定非遵守不可的規定。

但什麼是「非遵守不可的規定」？例如：法律上有明文規定的，必然非遵守不可了，因為一旦違背，便是犯罪；再來，如果違反規定，會傷害自己的身心健康，當然一定得規範；還有，會危害他人、會造成他人權益損失，這也是非規範不可。所謂的自由，在民主社會，是以不侵犯他人為前提。

我們可以反問自己：不遵守這些規定會如何？左思右想，如果答案是：好像也沒有什麼嚴重或不可彌補的後果，那便是我們必須重新思考的時候了。

究竟制定這則規定的必要性是什麼，假使怎樣都想不出個足以說服人的理由，這則規定即是非必要的，可以考慮廢除。

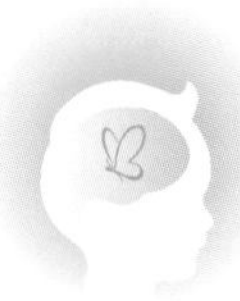

‧制定任何規定時，請必須堅持

非必要的規定，也常造成大人在管教態度上出爾反爾。

只要到大賣場或百貨公司，在賣玩具的那一區多逗留幾分鐘，經常會看到小孩在哭鬧。

小孩吵著要買玩具，大人不肯：「你玩具太多了，下次再買！」（你們衣服不是也很多，為什麼還買?!）「我們沒有錢了，不能買玩具！」（奇怪，為什麼買衣服就有錢?!）「上次那個玩具，你玩沒幾天就丟在一邊不玩，浪費錢！不准再買新玩具！」（你上次那件新衣服，也是穿一次，就沒有再穿了啊！）

堅持度高的孩子繼續哭鬧，吵著要買玩具，吵到父母受不了，又囿於在公共場所，不想造成他人困擾，只好讓步：「好啦，不要吵了，讓你買！就這一次，下一次絕對不能再買玩具了！」

孩子笑了，擦乾淚水，如願買到他要的玩具。

在這樣的過程中，孩子學到了：爸爸媽媽說不可以、不行的事情，我只要一直吵、一直吵，不要停，爸爸媽媽最後就會答應了。從此展開凡事吵鬧，吵到父母想抓狂的索求流程。

因此，**當我們制定任何規定、做任何指示時，請確定：這是絕對不可讓步的規定**，說不行就是不行，不會改變。

若你沒有把握，倒不如一開始就答應，省掉有害親子關係，又造成孩子認知扭曲的哭鬧怒罵過程。

對規定堅持度的要求，也請反思：當年自己在孩子這個年紀時，能符合這樣的要求嗎？

請不要拿大人的標準來要求孩子。孩子活動力的需求遠高於大人，孩子有太多的好奇心，孩子尚未歷經足夠的社會化……有太多的因素，讓孩子無法符合大人的規範。

・一個媽媽極端無可奈何下的放棄

一位長得很壯碩的國中一年級孩子，一直違反班規，被老師記警告記不停。

孩子罵：「屁啦！」記警告一支；上課打瞌睡，警告一支；聽課時，手托著下巴，姿勢不良，警告一支；要孩子放學留下來補考，孩子忘了，直接回家，又是警告一支；考試不及格，還是記警告一支；作業沒交，警告一支……

媽媽說她每天接老師的電話，接到手軟。只要電話鈴一響，她就知道孩子又闖禍了。

最後媽媽無奈地告訴老師：「你告訴我這些，我也很無助。你就殺了他吧！」那是極端無可奈何下的放棄。

最近一次孩子被記警告，是因為有同學罵他「幹你娘」，孩子回嗆：「我娘你幹不起啦！」

我聽了，當場讚嘆不已：「不對吧，你嗆得很有道理啊！應該記優點一支吧，怎麼會是記警告？」

・我請母親想想孩子一定有他的好

這是一個活潑開朗，反應敏捷又充滿喜感的孩子，甚至在文化中心看戲劇表演時，會即興與台上的演員你一言我一語，互動到觀眾以為是事先安排的趣味橋段。可是身在班規嚴格的班級裡，可就處處犯規，受苦受挫了。

難道孩子真的一無可取嗎？真的犯了什麼滔天大禍嗎？當然絕非如此。

不是每一個孩子都能適應「上課必須坐直不能動、專心安靜聽課、遵從老師的指令一個口令，一個動作」這樣的上學要求。無法遵守這些多如牛毛規定的孩子，也並非一無是處。

我請母親冷靜下來，想想孩子一定有他的好。

我期待過動兒被賞識的那一天

母親的臉上漸漸展露笑容，說著幾個月前發生的事情：「我們的車子爆胎了，我六神無主，不知所措。他竟然找YouTube上的影片，看如何使用千斤頂換輪胎，結果真的換好了！還有暑假的時候，他整理舊文具和舊玩具，在家門口擺攤，賣二手文具和玩具，賣得很開心，還要我榨檸檬汁，說他可以順便賣檸檬汁，我覺得很安慰啊！」

本來顯得悶悶不樂的孩子，被母親一再誇讚後，說了一段掏心掏肺的真心話：「媽媽，我跟妳說，我只是對功課沒感情。我不是對妳沒感情。」

是啊，如果能拋掉許多非必要的、雞毛蒜皮的規定，孩子不就無規可犯了，哪來犯規的孩子啊！

正如大人總是說：「青春期的孩子愛叛逆。」大人可以思考何謂「叛逆」？叛逆，說穿了，只是愛違抗大人的意旨、觸犯大人立下的規範罷了。

如果規範非常少，青春期的孩子哪來規範可以違反呢？要叛逆什麼呢？

我的診間有一張會旋轉的椅凳，孩子們一坐上去，幾乎都會自動轉起來，轉得很歡樂。但是，父母們常會出言制止：「坐好！不要轉啦！不要動來動去！」

我坐在那裡，聽著父母在我的地盤對孩子發號施令。我並不瞭解為什麼不能轉椅凳。我刻意買一把會轉的椅凳，就是要給小孩坐在椅凳上時，可以輕鬆愉快地轉來轉去，減輕看診的焦慮啊。

．有許多行之多年的規定，需要我們重新思考

有許多的規定，行之多年，且非常普遍，但都值得我們重新思考其必要性。

例如：上學時，一進教室，雖然還沒有上課，小孩會被要求保持安靜，不准講話。想想看，這些規定的目的是什麼？有必要嗎？孩子可能昨天出遊，有許多新奇的經歷，急著要和同學分享；比如中秋節全家烤肉、玩仙女棒，差點燒到衣服，想告訴同學；可能被父親冤枉罵一頓，心情惡劣，希望找好朋友傾訴；可能……

結果，一個規定：不准講話，什麼互動都不可能發生。這樣對孩子是好的嗎？上學的目的，不只是學科的學習，還有其他同等重要的學習：學習與他人互動、建立關係，學習分享與分擔。而規定一進教室，即必須安靜，根本阻礙孩子們彼此感情的交流，完全悖離學校教育的目的。

有些班級中午規定一定要睡午覺，即使睡不著，也必須趴著。我們都知道，主要的原因是，從小即被規定要睡午覺到已經養成習慣的大人，需要睡午覺。

養成睡午覺的習慣，有益於孩子的未來發展嗎？顯然並非如此。許多西方的企業是沒有午睡時間的；醫院病患源源不絕，開刀、急診、病房照顧的醫護人員，更是不可能有午休。不幸從小被迫養成睡午覺習慣的人，如果從事這些行業，豈不是只好一直灌咖啡來提神了?!

不過，有些孩子真的需要睡午覺，尤其是那些晚上睡眠不足的孩子。可是，有些孩子中午睡不著，睡不著，硬被強迫趴著，孩子當然會講話、亂動、作怪。**如果不睡午覺的孩子，被允許進行一些不會吵鬧的活動，甚至開放操場，讓孩子去運動，都能減少孩子違反規定的機會。**孩子便不會被誤以為是過動兒。

・字跡整齊如印刷體，是否必要？

甚至連老師與家長最在意、造成親子關係緊張的字跡書寫，被要求整齊如印刷字體，是否是必要的？都值得反思。

我看過許多孩子的作業簿，不少小學中、低年級的孩子，字跡整齊娟秀到大人都自嘆弗如。有時遇到吹毛求疵的老師，甚至連一撇一捺一勾，撇多長、捺多深、勾多翹，都有規定。不夠長、不夠深、不夠翹的，通通擦掉、重寫。

正因為看過許多這樣的作業本，我一時好奇，翻箱倒櫃找出自己小學中年級的日記本。一打開，不禁啞然失笑。幸好我早生了數十年，我兒時的字跡若是出現在現在的

小學，不知要擦掉重寫多少遍了。

我也認識許多醫師或董事長，字跡更是扭曲難看到難以辨識。書寫如此醜陋的字跡，並無損於他們成為一位事業有成的人。

我們要求孩子的字跡，必須書寫得整齊美觀，是因為我們認為字跡的美醜，會影響孩子的未來，比如升學考試、就業求職。可是，從許多各行各業出類拔萃的人所書寫的字跡看來，我們的認知似乎並非事實。字跡顯然與未來的成就關聯性並不大。既然如此，我們對字跡整齊美觀的高度要求，是否可以調整呢？

我曾經到一個扶輪社演講「注意力不足過動兒」。講完，一位社員舉手發問：「請問真的有這種病嗎？」

第二位社員進一步追問：「這種病，健保有給付嗎？」

我好驚訝怎麼會出現這些疑問，連忙回答：「有啊，有啊。」沒想到惹得台下三十幾位從事國際貿易的大老闆、董事長、名律師、建築師哄堂大笑。

他們說：「你們這些醫師、老師，從小都是乖乖聽老師的話，努力用功讀書的模範生，不瞭解我們這些不守規矩，從小被老師處罰、記過的壞學生，就說我們頭腦有病。」

其中一位看起來威嚴無比的社員站起來說：「我從小的綽號就叫尖屁股，你知道我為什麼叫尖屁股嗎？是老師幫我取的綽號。老師說我坐不住，是尖屁股。我對我們那位姓方的老師說：『我當然是尖屁股，不然難道是方屁股嗎？』然後，我又因為侮辱師長，被記了一支警告。」

這段經歷讓我驚覺有多少對孩子的規範是沒有必要的。當年那些違反規定的「壞」孩子，現在可能被喚作「頭腦有病的過動兒」，其實這些孩子既不壞，也沒有病。**需要改變調整的是規定，而不是孩子。**

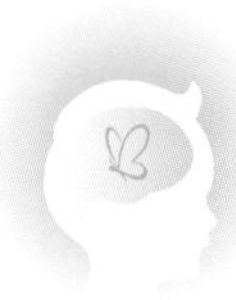

四、看到孩子的亮點，守護孩子的自信心

社會學者提出了一個「神經多樣性」的概念，與過去把跟大多數人不同的神經表現視為不正常的觀念，截然不同。

這是什麼意思呢？就如「性別多樣化」，這個世界的性別與性傾向，並非侷限於生理男性、生理女性、男生愛女生，女生戀男生，如此單一，另外還有陰陽人、男同性戀、女同性戀、雙性戀、跨性別、變性人、無性戀等等。性別不再被侷限於男與女才是正常，而是**所有這些性少數的性別與性傾向都是正常的，並不需要刻意去改變**。

一個著重人權的新概念「神經多樣性」，是指人類無論在社會化行為、注意力、活動力、學習能力、情緒上，每一個人都不同。**與大部分的人不一樣的少數人，並非不正常，只是不一樣**，是「神經多樣性」光譜中的其中一種而已。

少數不一樣的人生活在多數神經表現相像的人所設計的社會裡，必然導致適應困難，此時並非要「治療」、「矯治」這些不一樣的人，扭轉他們的本性，使他們變成和多數人一樣，而是改變社會環境，使各種各樣神經表現的人，都能在寬大、多元、富有彈性的社會中，發揮各自的專長，順性、正向發展。

我們習於看見孩子不足的地方，而忽略他們表現優異的地方

可是，正如我們長期的習慣，都只關注孩子哪一方面比較差，需要加強補救，反而不重視孩子表現優秀的部分。例如擅長文科，但是數學不好的孩子，我們不會鼓勵、誇讚他在文科的好表現，只會注意到他的數學成績低落，趕緊為他找數學名師來補強。

對於注意力不足過動的孩子亦同。無論是家長、老師，還是醫生，多數只看到這種特質的孩子有某些惱人的行為表現，導致學習和與人互動的困難，卻忽視這些孩子同時也具備了相對應的亮點。

例如：這些孩子對自己感興趣的事物，能表現出高度的專注力、對有興趣的事物經常表現過人的耐心和持續力、思考速度很快、思考內容很多、急於分享、會質疑權威

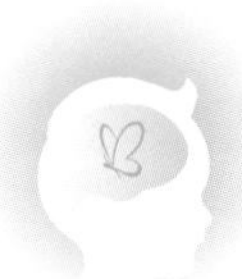

與規範的合理性、充滿好奇心、勇敢冒險、精力旺盛。

無論是老師還是家長都習於拿著放大鏡觀看孩子。放大鏡可以把細碎小瑕疵，放大成嚴重毛病；同樣地，放大鏡也可以把孩子的小小亮點，放大成絢麗彩光。端看大人的放大鏡往哪一個方向擺上去。

同樣一個孩子，只因觀看的角度不同，完全呈現出迥異的面貌。

曾經有一位母親淚眼婆娑地泣訴，老師每天都在聯絡簿上寫孩子今天犯了什麼錯，做了什麼壞事，全部都是讀了讓母親心碎的內容。

有一天，母親忍不住告訴老師：「老師，能不能請你偶爾也寫一下我孩子的優點？」

沒有想到老師的回答竟是：「妳的孩子沒有優點可以寫。」

身為老師，這樣的回應真是太令人瞠目結舌。孩子不可能沒有優點，只是老師的放大鏡偏偏只放在孩子的缺點上。

我很疑惑，一個只被看到缺點，沒有被看到亮點的孩子，要如何在學校努力表現，博得老師的讚賞？老師不僅無法建立孩子的自信心，甚至是把孩子危危欲墜的自信心，全給擊毀了。

《歌劇魅影》的編舞家吉莉安・林恩，如果生在今日的台灣

改編成電影的名音樂劇《歌劇魅影》，其膾炙人口的舞蹈，是來自英國的名編舞家吉莉安・林恩。

吉莉安・林恩從小就是個無法坐在教室，好好專心上課的孩子。因為她在教室坐立不安，注意力無法集中，母親帶她去看心理醫師。

心理醫師聽了母親的敘述之後，打開收音機放音樂，同時請吉莉安・林恩留在房裡，醫師和媽媽出去談談。

兩個大人出去之後，醫師要母親看看她的女兒單獨留在房間裡做什麼。如醫師所料，吉莉安・林恩正在翩翩起舞。

醫師告訴母親：「妳的孩子沒有問題。她只是不適合坐在教室聽課，請讓她去上舞蹈學校。」

母親遵從醫師的建議。吉莉安・林恩成了舉世聞名的編舞家，除了《歌劇魅影》，還有非常出色的音樂劇《貓》，都是她的傑作。

想想看，如果吉莉安・林恩是生長在現在的台灣，會是什麼下場？我們還有精采動人的音樂劇《歌劇魅影》和《貓》可以看嗎？

在診間，我遇過一位被診斷為過動症的女孩，她真的是一刻都無法停止。她愛玩、

愛唱歌、愛跳芭蕾舞，說個不停，也動個不停，忙碌極了。

我和她玩了三個小時，可是我一點也不累，因為女孩會自己發明各種遊戲的方法，完全不必我操心。

母親與我分享女孩跳芭蕾舞的影片，整個呈現如脫胎換骨般的優雅姿態。我完全被影片中女孩全神貫注的神情，認真到位的舞姿所感動。

她會是台灣的另一個吉莉安・林恩嗎？我鼓勵著女孩和母親，卻無法樂觀，因為台灣的教育環境，往往只重視學生的學科成績，只希望教室裡每一個學生都是安靜不動、聽話的，能有讓一個女孩在舞蹈的天地裡發光發亮的空間嗎？

孩子愛跳、愛跑，老師說是鬼附身……

無法靜坐上課，愛跳舞的孩子，在台灣確實很容易被貼上過動的標籤。

曾經有一位在教會工作的朋友與我分享在她的教會裡發生的故事。她說：「有一個媽媽帶著孩子來到教會，請求教會幫忙驅鬼，因為孩子的老師說孩子像中邪一樣，總是亂跑亂撞，無法教導，一定是有鬼附身。後來被小四的老師要求去看兒心醫師。長庚的醫師說他沒事，高醫的醫師說是中度過動，要服藥。但是教會裡的長老，發覺這孩子手腳敏捷，愛跳、愛跑，於是在教會裡開了跳舞班，這孩子果真一跳就上手，簡直是職業水準。在教會活動中上台表演，博得滿堂彩。」

朋友說，這孩子沒有吃藥，現在也能乖乖坐著聽疼愛他的長老講道，而且說他的志願是像長老一樣做傳道人。

愛打架的孩子，後來擔任警察；愛說話的孩子，最適合做業務

許多孩子都是在學校被老師告知，可能有注意力不足過動症。但除了發現孩子有狀況之外，**學校其實也可以是挖掘孩子的多元天分，增強孩子自信心的極佳場域。**

我認識一位帶班經驗豐富的老師。她告訴我，她每帶一個新的班級，都會去拜訪每一個學生的家。

當她抵達學生家的時候，面對孩子和他的家長，**即使再令人傷腦筋的孩子，她還是只會告訴孩子的家長：他們的孩子在學校表現優秀的部分。**

她說：「每一個孩子，絕對都有值得鼓勵、誇讚的地方。」

隔天回到學校，她會告訴全班同學，她昨天去誰家訪視。這位同學在家表現有多麼好，讓老師感到欣慰。

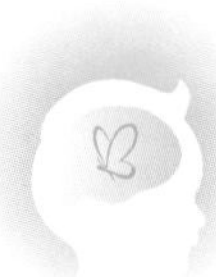

這位老師說她帶班多年，從來沒有一個學生是需要看診服藥的。每一個孩子都有他的特色：愛打架的孩子，後來擔任警察；愛說話的孩子，最適合做業務。

能看到孩子亮點的老師

有一位母親因為孩子被老師說有過動症，從孩子中班時，即開始與我通信。以下是她寫給我的第一封信：

帶中班的兒子來到兒童心智科診所，醫生簡單詢問幾句，然後看著我那過於活躍不怕生的孩子，快速拿出簡單測量表，說是要給我和導師填寫。

一週後，我們又進入診所，同時附上寫好的測量表，醫師直接就開藥，說先吃兩週再觀察。

我們回家開始用藥，孩子的活躍行為減少一大半，看到他愛的昆蟲，也不想再多看一眼，我決定馬上停藥。

接著是漫漫幾年的魚雁往返。只要孩子在學校「出事」了，被老師說孩子是過動症，需要服藥治療，母親便寫信給我。在詳細詢問孩子究竟發生什麼事之後，我們再

我期待過動兒被賞識的那一天

一起討論，可以如何幫助孩子。

直到有一天，我收到一封欣喜之情躍然紙上的信：

> 這學期換了位班導師，真的很幸運，這位老師把小孩帶得很好！今晚，看到聯絡簿寫下的話，真的很感動啊！終於，等到我每天打開聯絡簿都很平靜的時刻了！小孩五年級了，最近幾次的作文，寫了幾回的活動，老師覺得很有趣。有一次寫下雲門期末家長觀摩的心情，得到甲上上上上上！老師還唸給全班聽，這是前所未有的榮耀時刻啊！」老師在聯絡簿上寫著：「某某的作文讓老師驚豔，忍不住與全班同學分享。」

如有魔力般，在這位能看到孩子亮點的老師教導之下，孩子不僅不曾被說是過動兒，我後來收到的信與照片，都是母親歡喜的分享與祝福。

不是每個孩子都適合台灣的教育環境

大人必須瞭解與面對：不是每一個人都適合台灣這樣的教育環境。

怎樣的教育環境？從小學到高中，不重視雙手操作，多著重於學科的背誦記憶與答題熟練。適合這種教育方式的孩子，考試自然能拿高分，但是並不表示這樣的孩子

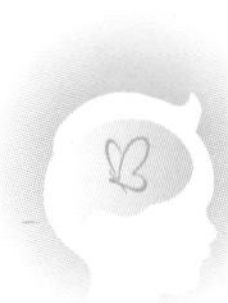

就比較厲害、有出息；同樣地，不能適應這種教育方式的孩子，也並非比較差、比較笨、比較無能。

有一位歐巴桑病人感慨地說：「我在補習班櫃檯負責招生。最近補習班缺招生人手，聘請了幾個大學畢業生，有不少都是國立大學畢業的高材生喔！結果，大學畢業有什麼用，講話也不會講，招生還不如我這個專科畢業的歐巴桑。」

我的病人中，不乏國中畢業的老闆，做木工、修冷氣的……一位做木工的老闆曾經以揶揄的口氣問我：「我是不懂你們這些讀書人啦！要孩子讀大學、讀碩士、讀博士，是要幹什麼啦?!我要找年輕人來當助手，都找不到。」

我問他：「做木工很危險吧？而且需要技術，薪水可能也不高……」

木工老闆回我：「如果是從前，是真的有些危險，也需要勤練技術，很辛苦。不過，現在都有機器代勞，危險少很多，更不必技術。我的條件只有：要忍耐八小時不要給我看手機。薪水不高？笑死人，我給你起薪六萬元！」

我也經常舉自己為例，請想想以下這三個人：李安、吳寶春和李佳燕。這三個人，從小哪一位學業成績最優秀？結果當然是在下本人李佳燕。

我小學、國中時是成績頂尖的學生。可是，經過數十年之後，全世界的人都認識名導演李安，全台灣的人都認識烘焙界大師吳寶春，而我仍舊只是一位默默無名的家庭醫師。

有人會說不要舉這種特例吧。沒問題，在診間，我也一再看到類似的情況：考不上高中，只能讀夜校的孩子，父親很理解地說：「我自己不會讀書，你阿公也不會讀書，所以，你當然也不會讀書。」白天在工廠工作，經過十幾年，已經有自己的小工廠。還有一位從小考試永遠是全班最後一名的孩子，全心全力投入運動健身的領域，如今已是一位擁有數張專業證照的健身教練。

相反地，有好幾個碩士畢業、博士畢業的大孩子。畢業數年，仍然找不到適合的工作。

每一個孩子都各有特色

千萬不要誤以為我主張「學歷無用論」。社會上有千萬種的職業，有的職業一定要相關科系畢業，且有專業證照；有些職業確實會針對畢業的大學與科系來決定是否錄取。但是，正如前文所述，並非所有的孩子都適合讀書，有許多孩子無法適應台灣這種讀書考試的模式，但是擁有其他的專長，有些孩子則擁有測驗考不出來的能力。

請看到這些孩子的亮點與優勢，而不是強迫這些孩子必須乖坐教室內，補習、考試、升學、讀書。

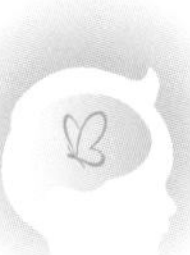

每一個孩子都各有特色，大人先捫心自問：你知道你的孩子的興趣是什麼、專長是什麼嗎？請問你的孩子除了讀教科書和應付考試之外，他還會做什麼？

許多大人會抱怨：「沒辦法！都讀到高二了，問他興趣是什麼，也不會回答，都說不知道，隨便啦！」

在抱怨孩子之前，也許大人得先自我反省：孩子從上學以來，有多少自我探索興趣、自我發掘專長的機會和時間？孩子的求學過程就是學校、補習班、家裡、教科書、評量、測驗卷，而且塞滿到無從喘息，不曾親眼目睹各行各業，不曾親身接觸各個領域的工作，如何怪罪孩子缺乏認知自己的興趣與專長的能力呢？

讓孩子有機會認識自己的興趣與專長

讓孩子有機會認識自己的興趣與專長，無比重要，影響更是深遠。

想想看，今天如果以下這些名人的父母，沒有認清他們孩子的亮點，就是堅持市面上普遍的職業觀，例如：讓周杰倫去銀行工作，讓吳宗憲去區公所上班，結果不僅不堪設想，而且浪費人才。

有一位小一的孩子被帶來診所，帶他來的是他的阿姨，因為父母親丟了孩子不管。

原來孩子上課時坐不住，連進教室，都是以滑壘姿勢進來，然後把教室後面的畚箕、掃把全撞倒在地；下課離開教室，則是兩手撐在兩側的書桌上，雙腳離地，這樣一路撐出去。

老師本來還能忍受，心想小學一年級的孩子，幼稚未收心。但這回是和同學打架，同學打他眼睛，他竟打了同學的下體。小朋友痛到嚎啕大哭，回家向父親投訴。父親氣沖沖來學校，警告老師：「這個孩子，有那麼多問題。老師，你若再不處理，我會去校長室告你。」老師只好拜託阿姨帶他來看診。

我和阿姨一起想各種可以增加運動量的方法。因為經濟關係，孩子沒辦法學習各種需要付費的運動，於是我們從學校的社團著手。學校恰好有跆拳道的社團，我便鼓勵孩子去參加。

幾年之後，我收到阿姨的來信：

李醫師：

您好，您應該已經忘了六年前一位熱愛恐龍的小孩，被診斷出過動且學習障礙，當初是必須得服藥。經由別人介紹，求助於您，在您的分析過後，家人選擇聽從您的建議，放手讓他走他喜歡的路，我們讓他學跆拳道。

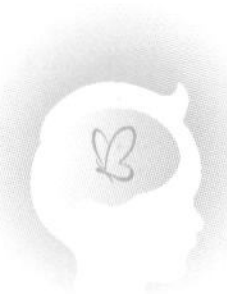

這一路得到大大小小的名次，不計其數。今年他已經上國一，入選ＸＸ國中跆拳道校隊。雖然在學業上完全跟不上同期的孩子，但在比賽場上確實是他唯一能得到成就感及信心的地方。

非常謝謝您當初的建言，讓他找到自信。

台灣的社會，對於孩子的表現，仍然習慣以考試分數、學科成績來評斷。考高分，即誇讚有加；考試分數差，則詆毀孩子的信心，在所不惜。

什麼時候，大人才不會因為考試成績不佳，而擊垮孩子的自信心呢？

我認識一位十歲的孩子，父母突然離婚。他的姑姑剛好要到美國讀書，便把孩子帶到美國。這個孩子是在認識不了幾個英文字，沒有事先準備之下，即前往美國讀小學三年級。

到美國之後，他的第一次英文考試，考英文單字。整張考卷，改起來很簡單，因為沒有一個字是正確的，可以直接畫一個大叉叉，然後給一個零鴨蛋的分數。

不過，老師不僅給他分數，還給他寫了評語：「Good on first letter. Good effort.」你的第一個英文字母寫得很好，你好努力！然後畫了一個開心的笑臉。

很難不被這樣一位無所不用其極，就是要守護住孩子自信心的老師所感動。她瞭解這是一個亞洲小孩到美國上學的第一次考試。她**想盡辦法就是要鼓勵孩子，雖然都答錯了，但是她看到孩子的努力，希望孩子能再接再厲。**

孩子的自信心，無比脆弱，需要大人如此用心地守護著。

兒子的第四杯柳橙汁

我的孩子在三、四歲時，我和他到麥當勞買柳橙汁。買完，我要幫他端回座位上，他卻堅持要自己端。

我告訴他：「我幫你端，不然你會翻倒。」孩子還是堅持要自己端，說他不會翻倒。

於是，我便不再多說，坐在座位上，等他端柳橙汁回來。結果，孩子才走了兩步，柳橙汁便翻倒了。

孩子有些驚慌又有些無助的抬頭望著我，我只是淡定地再拿三十元給他：「再去買一杯。」

這回他端得更加小心翼翼，可是還是翻倒了。一直到第四杯，才完整無缺地端回柳橙汁。

孩子好興奮，高舉雙手歡呼：「媽媽，妳看，我說我會端回來的。妳看，我端回來了！」這也是孩子天真的部分：忘掉難受的記憶，擁抱甜美的經歷。

如果在他一開始翻倒柳橙汁時，我即大聲怒罵：「我不是跟你說過了嗎？我說你會翻倒，就是會翻倒，你還不信。你看，翻倒了吧，不必喝了啦！」我要是這樣做，是為了捨不得那翻倒的三十元，而在摧毀孩子的自信心，我正在告訴他：我說你做不到，你就是做不到。

當孩子告訴我：「我要自己端，我不會翻倒！」的那一刻，我便已下定決心：我會讓他一再嘗試到成功端回柳橙汁為止。因為**我要他學到的是：或許一開始我們做不來，但是只要願意一再努力，持續嘗試，不要氣餒，終究會成功的。**

孩子終其一生會遇到許多挫折，面臨諸多困境，希望我們留給孩子的不是躲避，不是未戰先敗的悲觀，而是相信自己有能力可以應付這些萬難，充滿不怕挫敗，願意努力嘗試的自信心。

五、創造並設計生動、活潑的學習環境與互動

當孩子學習成效不良，老是教不會時，究竟是先認定孩子是注意力不足過動症，還是先調整教學的方式呢？

當孩子行為乖張，總是惹禍不守規範時，究竟是先餵他吃藥，還是先改變班級管理的模式呢？

老師看待孩子的方式不同，結果也會不同

有一部荷蘭出品的電影《布拉姆的異想世界》。影片中有兩位老師，一位是傳統嚴肅的老師，無法忍受主角布拉姆上課不是動來動去搖來搖去，不然就是放空，雙眼望

著窗外。他要布拉姆坐好，不要動、不要搖；處罰布拉姆坐在走廊，不要在教室干擾同學。

布拉姆變了，從期待上學，到厭惡上學乃至裝病拒學到逃學。從憧憬成為一位科學家，能發明火箭，到覺得自己很爛，什麼都不是，只是個大麻煩。

另一位新老師則觀察到布拉姆的特質。他從不喝止布拉姆，要他坐好、不要動。他會在布拉姆坐不住時，讓全班起來活動，動夠了、玩夠了，再繼續上課；或者乾脆讓布拉姆到戶外跑幾圈再進教室；他會設計動手做的有趣課程，又讓布拉姆戴上耳機聽音樂寫作業。

最高招的是轉化布拉姆愛動的特質為助人的力量。請他當小助手，幫全校老師們送文件，也讓他上台為同學做趣味表演，博得同學們的喝彩。

這位新老師與之前的老師觀念完全不同。他並非著眼於強制改變布拉姆，要布拉姆和所有的學生都一樣，而是以更適合兒童特質的活潑教學形式，以及不同的班級經營方式，來幫助布拉姆進入學習的場域。在新老師的教導之下，布拉姆終於恢復了上學的動力與求知的興趣。

如何不讓過動兒影響教學？如何讓好動的學生一樣可以學習？

許多老師會抱怨班級管理極度困難，尤其班上如果又有過動兒的時候，更是難上加難，非得拜託父母趕緊帶孩子去看診吃藥不可。

不過，我也遇過不少老師，他們和這齣電影裡的新老師一樣，與我分享如何不讓過動兒影響教學，如何讓好動的學生一樣可以學習的好辦法。

有老師上課時，盡量讓學生討論，然後上台發表，並非全部是老師自己一個人在台上唱獨腳戲。

學生分組討論時，不必乖乖坐在椅子上，可以盡情採取各種舒服的姿勢，站著、趴著、躺在地上、坐到書桌上來，都是被允許的。

老師說：「我真的覺得把問題丟給學生，讓他們討論到趴在地上，是一件很有成就感的事情。」

有老師特別用心，巧思奇想設計課程進行的方式如同在玩遊戲，而不只是傳統寫黑板、口頭講授的上課方式。他在教導語文課時，不像一般都是學生呆坐椅子上，老師在台上講得口沫橫飛或黑板寫得白粉亂飛，而是將一些名詞、動詞、形容詞和成語寫在A4的白紙上。

A4白紙鋪在地上，間隔排列如棋盤。學生像是跳棋上的棋子，透過走步或跳格來湊成句子。其他還沒有輪到或已經跳完的同學，則在兩旁化身為軍師，一起給意見。孩子站起來走動了，便不需要坐在椅子上亂動。

另外有老師分享，**語文課請全班同學一起來製作一本繪本**。有的學生負責文字，有的則負責繪圖。

在進行這個活動之前，老師特別邀請了一位兒童文學家到班上來與小朋友說繪本，並且分享兒童讀物裡各種被大人視為調皮搗蛋的主角，其實都充滿想法與創意。孩子們被兒童文學家所鼓舞，一面書寫自己的故事，一面暢說自己被說過動、被罵不聽話不守規矩的種種過去。

有孩子在文章中分享他們從前因為疑似過動症而被帶去看病的經驗：「幸好，我那時候偷偷把藥藏起來，不然的話，有可能會因為吃了那顆藥，失去靈魂。」

有一位孩子則寫了一封信給兒童文學家：「當我再次回憶起從前那段往事，突然覺得現在的自己好幸福。我想告訴全世界的大人：你看！這個小孩沒有吃藥，現在還不是活得好好的，還能寫這麼棒的信給作家呢！」

因應孩子的專注能力，每堂課只講三十分鐘，其他時間做些活動

一位老師則分享說他每次開學，接新的班級時，第一週會先評估，究竟這個班級的學生，普遍可以維持注意力多長的時間。例如：講課講到三十分鐘時，便觀察到有好幾個學生已經開始蠢蠢欲動。此後，他每一堂課只會講三十分鐘。剩下的十分鐘，便設計手作或可以站起來的活動。就這樣教到退休，這位老師告訴我，他從沒有因為學生過動而困擾。

我問他：「可是，有些學生也許仍然想繼續聽課，這樣會不會影響到這些學生的學習？」

老師回答我：「這些學生，他們都會自己閱讀、自己學習，完全不必替他們操心。」

這位老師非常有智慧。注意力不足過動兒或者一般愛動的孩子，都不耐無聊。上課，基本上就是一樁無聊的事，不容易有趣。

縮短呆坐上課的時間，其他時間進行需要動手動腳的活動，反而可以增強孩子的學習效能。

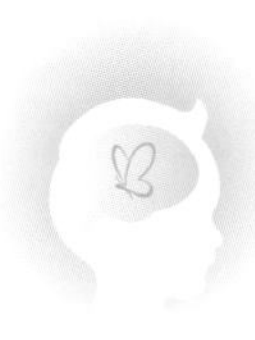

把一天的作業分成幾個段落完成

寫作業也是同樣的道理。在許多家庭經常看到這樣的畫面：父母在一旁大聲罵小孩：「你只要專心寫作業，這些作業一個小時就寫完了。寫完，你手機愛滑多久就滑多久。你偏要分心，寫了三個小時，作業還寫不完，手機也不給你玩了！」然後，作業寫不完的小孩，坐在書桌前，一臉怨氣加怒氣，甚至大哭大鬧。

其實，**不是孩子不願意趕快完成作業，而是他做不到！因為面對寫作業如此了無生趣的工作，他無法持續專心過長的時間到完成所有的作業，也可以說是力不從心。**

建議如這位老師的做法：先觀察孩子寫作業時，寫多久之後，開始顯得心不在焉，玩玩鉛筆盒、東張西望、東摸西摸、找兄弟姊妹聊天……那就是該停止寫作業，離開書桌，出去玩耍放風的時刻到了。玩耍玩個十至二十分鐘，再回來繼續尚待完成的作業。

也就是把一天的作業分成幾個段落，而毋須強求必得一氣呵成，規定孩子要寫完全部的作業，才能出去玩。

曾經有一位安親班的老師抱怨說：安親班本來是到晚上七點就結束了，可是班上有一位學生，寫作業可以寫到晚上九點，她只好捨命陪孩子。後來，她聽從我的建議，孩子作業寫了二十分鐘，即讓他出去玩十五分鐘，再回來寫剩下的作業。結果，真的七點鐘就可以完成作業了。

老師繼續觀察這個孩子可以專心的時間長度，發覺可能只有十分鐘，於是改成作業寫十分鐘，出去玩十分鐘，果然作業更快完成，六點鐘就寫完了。

也就是觀察孩子可以專心多長的時間來寫作業，依照孩子的時間長度來規劃作業要分多少段落來完成，而不是大人希望孩子專心多長的時間來完成作業。

不要懲罰或排除過動兒，反而要讓他們覺得自己有價值

面對過動症的學生，不少老師也有些心得。

一位老師說：「千萬不要把他們排拒在團體之外，相反地，請讓他們參與在群體之中。用懲罰或是排除的方法，是沒有用的，因為**他們本身也很痛苦，他們無法克制自己內心衝動豐沛的浪潮**。所以一味排除跟責罵，只會讓他們面對自己感到越來越沮喪，越來越絕望。再來，請讓他們覺得自己是有用的，有價值的，有事情忙的。**過動兒的身上動力無限，往往具有某一種天賦。這個天賦要老師自己去觀察、發現**，就讓他們把精力發洩在他們的專長上，讓他們覺得自己是有用的。」

這位老師不僅瞭解兒童的特性，對過動兒的特質也瞭若指掌。非常清楚如何與過動兒互動，才可以達到師生間的雙贏。

有一位數學老師也分享類似的做法，他的做法事實上即是把前一位老師抽象的說法具體化。

他說：「這樣的學生經常坐不住，有各種千奇百怪的舉動，我的處理方式是坦然面對，不予理會。但是，**每隔一陣子我就叫他，問他問題，拉他到課程裡，覺得他會做的，便讓他上台對同學講解，讓他表演，滿足自我成就**。我發現無論是效果或笑果都很棒，因為其實他們很聰明。」

這就是「讓他參與在群體之中，同時讓他覺得自己是有用的、有價值的」。

每個孩子都渴望被肯定

其實不要說是過動兒，凡是學生若是經常被老師責備處罰，甚至排擠，他在團體中，找不到存在的價值感，會激發報復的心態，行為也可能更加失控。

但相反地，若孩子被接納，而且被看到亮點，那正是他渴望的需求。**當他在團體中**

我期待過動兒被賞識的那一天

找到自己的角色，也會更願意配合群體的安排。

這位數學老師完全懂得如何面對過動兒的特質。當過動兒有許多小動作，例如：腳搖不停、玩弄手錶、甩筆轉筆、玩同學頭髮、在紙上塗鴉等行為出現時，他看在眼裡，但是視而不見，心不為所動。

因為如果連這些小動作都要一一指正的話，過動兒大概一整堂課都在被糾正中度過，那會讓孩子更失去學習的動力，也會使他淪為全班嘲笑的對象。

更何況許多研究顯示，過動兒往往必須靠著這些不礙事的小動作，來度過他覺得無聊的上課時光，甚至幫助自己更集中注意力，專心聽課。

打破過去對「專心」的認知

美國密西西比大學——醫學研究中心暨神經心理學學者Dustin Sarver在二〇一五年四月十二日出版的《非常態兒童心理學期刊》，發表了一篇文章〈過動對於注意力不足過動症是損害缺陷或補償行為？〉。他研究發現，當過動兒童坐在旋轉椅上做測試時，比不動狀態時的表現，學習變得更好。

顯然當我們告訴孩子們：「不要動，不要搖腳，不要拍動」時，他們必須把他們的精神與力氣，全部都花在遵循這些規則上，反而使他們無法專注於學習。

這樣的研究結果，打破了過去對所謂「專心」的認知。過去認為：專心，就是紋風不動，雙眼緊盯著老師和黑板；也改變了過去一味地要求，甚至訓練過動兒要安靜、要坐著不動的傳統。

更讓大人重新思考：**我們為兒童設計的課堂，究竟是適合我們大人自己，還是兒童？什麼樣的設計，才是真正適合兒童學習的環境與模式？**

藉由有趣的配件，幫助孩子專心

上課確實不容易持續生動、有趣，如果要不耐無聊的過動兒能夠專心上課，則可以藉由許多有趣的配件來協助。

例如：讓孩子使用五顏六色的筆，或者顏色鮮豔奪目的螢光筆來寫字和劃重點；上課時，允許孩子手上隨時有東西可以把玩，如串珠、各種迴紋針、很酷的筆、衣服上的小飾物等等；孩子寫作業時，可以讓他戴耳機，聽他喜歡的音樂，讓他邊聽音樂邊寫作業；也可以一面嚼口香糖，一面寫作業；上課時，孩子眼耳聽課，但讓孩子手上能拿筆塗鴉或寫數字。

另外，如果要和有這種特質的孩子談比較久的話，不要坐著談，請和孩子邊走邊談；教室裡讓孩子有兩個座位，一個座位在教室右側，另一個在左側，當孩子坐不住時，容許他起來走動，從這端的座位走到另一端的座位，這不僅是讓過動的孩子有起來走動的正當理由，也讓孩子可以從不同的角度觀察教室環境，降低單調性。

這些能**協助注意力不足過動兒可以專心的小撇步，在台灣很少被建議，甚至如果孩子做這些想幫助自己專心的小動作時，反而會被不理解的大人所禁止。**

當孩子吵鬧，大人遞給孩子的，不是一顆藥，而是一顆糖！

有許多國家花很多的心思在關照孩子，他們發明許多可以幫助孩子專心學習、穩定情緒的媒介和方法。

有位德國朋友告訴我，當孩子坐不住時，老師會請孩子到走廊跳繩、搖呼拉圈，等動夠了，再回座位上課。

德國因為順勢醫療蓬勃發展，因此也有幫助孩子穩定情緒，幫助專心的糖果。有一次，我有機會咬了那種糖，我發現裡頭有花精的香味，加上是ＱＱ軟糖的質料，因此可以咬很久。

我想像自己是一個正在生氣嚎哭的孩子，老師說了一些話，試圖安撫我，最後老師不僅沒有大聲斥罵我、處罰我，還遞給我一顆糖，讓我慢慢吃時，我會有什麼反應？我想我應該會很專心地咀嚼那顆糖，感覺心靈被安撫、被接納，同時也享受著那不是很甜，但是有香氣的味道，且咀嚼很久。

這樣的分享，深深撼動我心：當孩子吵鬧時，大人遞給孩子的，不是一顆藥，而是一顆糖！

讓孩子一邊騎，一邊閱讀……

本身是過動兒，且曾經出版《翻轉過動人生》一書的美國作者陶德・羅斯，他設計了適合注意力不足過動兒所使用的電腦軟體。

在網路上，也可以搜尋到專門為不容易專心上課的孩子所設計，能雙手邊玩邊上課學習的玩具。那些玩具看起來都是五彩繽紛，具有極佳可塑性、變動性的特質。

在北卡羅萊納州，有十幾所小學進行「Read and Ride」的計畫。經過實驗之後，老師們發現，讓孩子乖乖安靜地坐著閱讀，效果並不佳，反倒是讓孩子一邊騎著像健身房在使用的健身單車，一邊閱讀，孩子們不僅不再排斥閱讀，且效果更好。

一所所學校推動著這項計畫。有的是在教室裡，放置一兩台健身單車。需要的孩子可以邊騎邊閱讀，也可以當鼓勵、獎賞使用。

有的是特別有一間教室，放置許多的健身單車，當全班同學來到這間教室時，每一位同學都有一台單車可以騎。

彰化的埔心國小，也透過關心運動與教育的廠商贊助，在二〇一七年成立了台灣第一間放置電動健身單車的動能教室，希望能幫助愛動的孩子邊動邊學習。

自由搖晃的腳墊，幫助孩子專注

在奧克拉荷馬州，有一位老師則自己發明了「Busy Bars」，來促進學生上課的專注度。這位老師在學生的課桌下，做了一個讓孩子的雙腳能擱置在上面的腳墊，且最美妙的重點是：那個腳墊是可以自由搖晃的。

孩子們在上課時，若愛搖晃雙腳，便能邊搖晃，邊幫助自己專心。

更簡單的做法是在孩子的書桌下，綁一條不容易踩斷的皮帶，一樣可以讓雙腳踩著搖來晃去。

還有一種椅子，底部呈圓弧狀，也就是孩子坐在椅子上，整個身體跟著臀部，可以

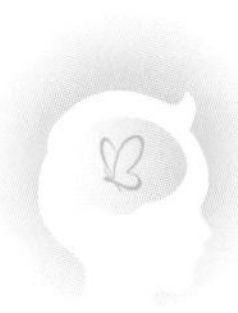

隨著圓弧的曲度來搖動。

北歐有些學校，乾脆把教室裡的椅子全部挪開，學生改坐在瑜伽球上。這些學校發現，坐瑜伽球上課，不僅增進孩子的專注力，而且孩子的感覺統合能力、平衡感也跟著進步了。

對於不耐久坐的孩子，也容許他們站著上課。教室有站立上課使用的高腳桌，有的高腳桌下設置了搖晃桿，讓孩子站著時，依舊可以一腳搖來晃去。

除了增加孩子活動的可能之外，也還有其他幫助孩子的方法，例如：音樂。音樂治療可以幫助注意力不足過動兒更專注，更能自我控制，增強社交能力。

當孩子做每一件需要專注的事情時，讓孩子選擇能幫助自己專心的不同音樂。雖然有國外研究認為莫札特的音樂是很好的選擇，不過音樂有時是非常個人化的感受，我寧可尊重孩子的選擇，即使我們聽起來是多麼吵鬧、混亂的樂音。請讓孩子戴上耳機，也不要否定或批評孩子選擇的音樂。

此外，也可以讓孩子學習樂器，例如打鼓等，這也是增進孩子專注力的方法之一。不過，學習樂器，還是得視孩子的興趣而定。我不太喜歡勉強孩子學習號稱有益身心健康的技能，因為當學習成為被強迫的壓力時，便不可能有益身心了。

在進行以上的音樂活動時，請切記一個很重要的關鍵：關掉這個房間裡的電視、手機和電腦。這些機器會產生強烈的影像和聲光的刺激，往往容易轉移了孩子的專注力。

在學習上，結合孩子們喜愛的事物

最根本、可以吸引孩子專注力的課程內容，是能結合孩子們喜愛的事物。

我有一位住在花蓮的社工朋友發明了幾種可以訓練專注力、觀察力、聯想力、合作能力的桌遊。我也試玩了幾場，我覺得有趣又有意義。

有不少孩子沒有上過日文課，卻看得懂日文。細問之下，原來是打日本電動、看日本動漫學來的；不僅日文，英文亦同，透過玩國外的電玩，學習無所不在的英文單字和英文對話；學習歷史，則可以配合許多與歷史有相關性的漫畫和電影或電視劇；學習簡單的數數時，不妨親自帶孩子到超商，讓孩子透過選購自己喜歡的物品，在櫃檯付錢，練習加減乘除的計算，即使是電玩遊戲中的防守力、攻擊力、點數等的計算，都遠比大人出的「共有幾顆蘋果？還剩幾顆？」這類的考題，有趣太多了。

二〇二二年，美國一個專門談注意力不足過動症的網站ADDitude：Inside the ADHD

Mind，其中有一篇文章提及，老師在課堂上對注意力不足過動兒一個手臂搭擁著學生肩膀的舉動，都能有助於學生的學習。

這樣的結論，提醒著我們：**無論是什麼形式或技巧，讓孩子打從內心感受到被關愛與支持，永遠是最佳的方法。**

六、看到孩子的多元，給予多元的對待空間

我認識一個孩子，從小左右分不清楚，穿鞋老是穿反；寫字常只寫一半，就跳過接著寫下一個字了，舉例來說：要寫「就」，卻只寫了「京」，沒有寫「尤」，要寫「的」，只寫了「白」，漏了「勺」。凡是兩個字合成一個字的，常常只寫一半；筆劃亂七八糟，完全不照規矩來；走路走不穩，一天到晚在跌跤；易碎品經過他的手，十之八九會摔破；不睡午覺，即使一再被記警告，卻硬是不願意趴在桌上，假裝睡覺；桌上鋪了新桌巾，他竟然故意拿美工刀割破桌巾，即使被教訓了一頓，下次依舊明知故犯；上課搖腳搖不停，搖到前座同學都抱怨；聽課聽了無聊，乾脆跟鄰座聊起笑話來，讓座位附近的同學一起歡樂，笑聲甚至蓋過老師的講課聲，干擾老師上課；

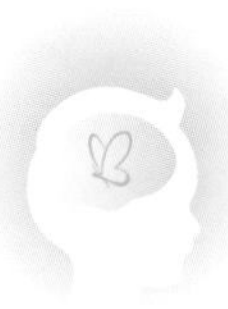

一遇到老師有不合情理的要求，他便起身質問，甚至抗議……

如果這是你的孩子，你會如何對待這個「症狀」看起來像注意力不足過動和感覺統合能力差的孩子？帶他去「治療」？去上職能治療課？

這個孩子就是我。

感謝我當年的老師們

我要感謝當年我的老師們，並未因此把我貼上標籤。他們輕輕放過我的「放浪形骸」，且看到我在課堂上喜歡侃侃而談的特質。一位國文老師曾經說過：「有李佳燕在，不必擔心上課會冷場。」我的一位導師為了我，經常與老師、校方作對。她的回應是：「這個李佳燕啊！我看她適合去參與政治。」

我也要感謝當年沒有什麼感覺統合失調、注意力不足過動症等病名出現，我的父母只會幫我取綽號。小時候，因為顯得笨拙，所以他們叫我「大粗呆」；上了中學之後，我一再惹事，他們改叫我「怪胎」。

在數十年之後，我曾經問過我的母親：「當年讀書的時候，我搞得亂七八糟的，你們為什麼都不會擔心啊？」

我期待過動兒被賞識的那一天

我的母親回我：「我們後來知道其實妳很聰明。妳應該自己會知道生活該怎麼過。多說，也沒有用。」

我的國中同學，在畢業四十年後重聚。同學一見到我，開頭便提到：「佳燕以前坐我後面，我最恨她腳老是伸到前面，踢髒我的襪子，又愛一直搖腳，有一次我回踢，她竟夾住我的腳一起搖，我忍不住笑場。老師很納悶，還問我們在笑什麼。」另一位常坐在我前面的同學緊接著爆料：「她上課不只會搖腳，還會玩人家的頭髮！」

是啊，上課要呆坐在座位上，一坐就是四、五十分鐘，什麼都不能做，真的無聊到我必須自行找樂子，來讓自己坐得住。

或許因為我本身有這些特質，使得我很容易理解被大人說是注意力不足過動的孩子。

許多家長來和我談孩子的「問題」時，我總是提醒家長：「孩子可能是另一種想法，孩子可能是想要……」

家長們總是睜大眼，訝異地看著我：「你怎麼知道？我的孩子真的就是這樣說的……」

因為換作是我，也會這樣想啊！我只需要把兒時的自己召喚回來就知道了。

瞭解孩子的困境後，改變孩子所處的環境

這世界有如此多的人口，自然有各種各樣特質的人。特質雷同的多數人建立了社會，塑造了環境、制定了各種制度與法規，要求不管任何特質的人，都必須遵守這些遊戲規則。如果違反了規則，也許會被處罰、懲戒、隔離、規訓、教化或治療。**無論何種方式，只為了要改變不願或無法適應這些規範的人。**

醫療專業人員提出了科學證據：「這些人的腦部構造就是和多數人不同啊！」我想起了和大家的腦袋都不同，病理學家們做了許多研究的愛因斯坦的大腦。顯然人類社會又很歡迎這顆和多數人不一樣的腦袋。

看來「腦部構造和多數人不同」，並非促使必須調整、改變的主因，而是「因為大腦不同，所呈現的行為表現」。

就像有人左撇子，有人右撇子；有人同性戀，有人異性戀，有人跨性別；有人觀察能力強，有人視而不見；有人聽覺敏銳，有人聽而不聞；有人空間感強，有人方向感奇差；有人遲鈍，有人易感；有人膽大，有人懦弱；有人不勝酒力，有人千杯不醉；有人長袖善舞，有人不擅交際……所有這些特質，除了受到成長過程和社會因素的影響，應該也都因大腦某些部位的差異所致。

我期待過動兒被賞識的那一天

大腦的差異，並非構成「疾病」中不可動搖的要素，而是人本身所呈現的「生存困難」。因此，聽過不少人，包括醫生，如此安慰過於焦慮傷心的過動兒父母：「如果是在狩獵時代，過動兒眼觀四面、耳聽八方、身手敏捷，會是最棒的獵人，反觀那些不敢冒險、只會安靜讀書的孩子，根本無法存活。」

這段話，道出了「環境因素」，是使某些特質的孩子成為必須被治療的對象的主因，也就是我們現今的做法是「寧可改變孩子的腦，而不改變環境」。

我在我的診間進行的就是：瞭解孩子的困境之後，改變孩子所處的環境。包括在**家庭中，重新從瞭解孩子的特質開始，父母調整教養的目標、態度和方式；進入學校就讀時，選擇適合孩子特質的學習環境、親師互動模式和升學目標。**

找到與營造適合孩子的生存環境之後，被肯定與支持的孩子，所發揮的成長力量，往往讓我們既驚訝又欣喜。

以孩子，而不是以大人的需求為出發點

聽過好幾位從西歐和北歐回來的朋友們分享，那些國家對待注意力不足過動兒的各種方式，有行為治療、藝術治療、運動治療、音樂治療、動物治療、園藝治療、遊戲

治療、樂高積木療法、森林療法、瑜伽冥想療法……不是只有藥物治療，甚至藥物治療往往是放在最後一線。

我因此感知，**原來可以有如此多元而溫柔的對待模式**，那是以孩子為出發點，關注如何守護孩子的兒童性，讓孩子可以過得更自在，**而不是把重點放在如何讓孩子變成大人期待的樣貌，減少大人的困擾**。

我有一位投入兒童發展的社工專家朋友，為了彌補台灣這一區塊的嚴重不足，她設計了一些可以促進孩子專注力、觀察力、合作、看到彼此差異的桌遊。

同時，她從認識一位透過學習馬術而情緒因此穩定的孩子開始，一頭鑽進馬匹輔助教育與治療。從自己建立機構，設置馬場，也到世界各國觀摩，嘗試透過與馬匹的互動，協助注意力不足過動的孩子，穩定情緒和行為，讓孩子學習溫柔體貼地對待他人。

許多為世人創下偉大成就的名人，童年都有類似注意力不足過動的傾向，像多才多藝的藝術家兼發明家達文西、發明電燈的愛迪生、音樂神童莫札特、帶領英國人打勝二次世界大戰的英國首相邱吉爾、微軟創辦人比爾‧蓋茲……他們或許對日常生活的瑣事顯得漫不經心，對某些事情的學習，顯得遲緩，不過**一旦找到他們的興趣所在，他**

們的專注力卻極為驚人。

如果這些名人，當年即被帶去看診，甚至服藥，仍然能產出這些造福人類命脈的創作與發明嗎？

注意力不足過動症，從定義到藥物，從診斷到處置，從來就不是一個單純的醫療問題

已故兒童文學家幸佳慧，在看了大人們為孩子所訂定的「注意力不足過動症」的症狀量表之後。她化身為孩童，轉而為大人設計了一個「機械人症狀表」。症狀包括：常常吹毛求疵、經常嚴厲緊迫盯人、時常一板一眼、只會說別人，自己做不到、經常要求背誦抄寫、不准粗心犯錯、缺乏變通創意、缺乏趣味幽默、缺乏求新求變、不會玩耍。

自然這是反諷大人，用大人的眼光將孩童的特質病理化，那麼，小孩也可以用小孩的眼光來病理化大人諸多讓孩子不舒服的特質啊！

而這也在提醒著我們：

我們是否窄化了「正常」的定義？

當教育、教養有問題時，解決方法是要孩子看病吃藥來適應，還是改變教育、教養的方式？

使用藥物讓孩子聽話、變乖，是否剝奪了多元發展的可能？

孩子有拒絕服藥、變乖的權利嗎？

注意力不足過動症的診斷、治療方式與目標，若從兒童為主體的兒童人權觀點出發，是否有所牴觸？

一個注意力不足過動症的診斷，似乎撕掉了孩子「壞小孩」的標籤，卻也貼上了另一個「病態」的標籤；一個簡單的藥物治療，孩子看似狀況有「進步」，大人滿意，小孩少受苦，卻分不清用藥前還是用藥後，才是孩子的原貌？用藥後，孩子是更有自信，還是徹底毀了自信？

注意力不足過動症，牽涉到教育問題、家庭問題，甚至整個社會的互動與價值觀，更與這個國家的大人如何看待孩子息息相關。

面對家庭的功能、學校的角色和社會的運作，隨著時代變遷，在瓦解、重塑、翻轉中，注意力不足過動症，從定義到藥物，從診斷到處置，從來就不是一個單純的醫療問題，尤其處在重視兒童人權，營造多元社會的趨勢，未來更不會是。

我期待過動兒被賞識的那一天

一生戮力於爭取兒童人權的已故兒童文學家幸佳慧在臨終前，我在她病榻詢問她：「妳這一生還有什麼願望嗎？」

她說：「我希望每一個人，無論是什麼人，都有人權，小孩也都有兒童人權。這不是每一個人共同的願望嗎？」

而我只想回應她：「妳應該活到台灣的大人會賞識過動兒的那一天！」

【新書分享會】

《我期待過動兒被賞識的那一天》

李佳燕　醫師著

2023／07／29（六）

時間｜下午3:00

地點｜誠品高雄大遠百店

（高雄市苓雅區三多四路21號17樓）

洽詢電話：(02)2749-4988

＊免費入場，座位有限

國家圖書館預行編目資料

我期待過動兒被賞識的那一天／李佳燕著.——初版.——臺北市；寶瓶文化事業股份有限公司,2023.07
面； 公分,——（Catcher；110）
ISBN 978-986-406-365-9（平裝）

1.CST: 過動症 2.CST: 注意力缺失

415.9894 112008708

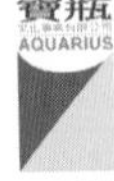

Catcher 110

我期待過動兒被賞識的那一天

作者／李佳燕 醫師
副總編輯／張純玲

發行人／張寶琴
社長兼總編輯／朱亞君
主編／丁慧瑋 編輯／林婕伃
美術主編／林慧雯
校對／張純玲・劉素芬・陳佩伶・李佳燕
營銷部主任／林歆婕 業務專員／林裕翔 企劃專員／李祉萱
財務／莊玉萍
出版者／寶瓶文化事業股份有限公司
地址／台北市110信義區基隆路一段180號8樓
電話／(02)27494988 傳真／(02)27495072
郵政劃撥／19446403 寶瓶文化事業股份有限公司
印刷廠／世和印製企業有限公司
總經銷／大和書報圖書股份有限公司 電話／(02)89902588
地址／新北市新莊區五工五路2號 傳真／(02)22997900
E-mail／aquarius@udngroup.com

法律顧問／理律法律事務所陳長文律師、蔣大中律師
如有破損或裝訂錯誤，請寄回本公司更換
著作完成日期／二〇二三年五月
初版一刷日期／二〇二三年七月五日
初版五日期／二〇二四年五月二十三日
ISBN／978-986-406-365-9
定價／三九〇元

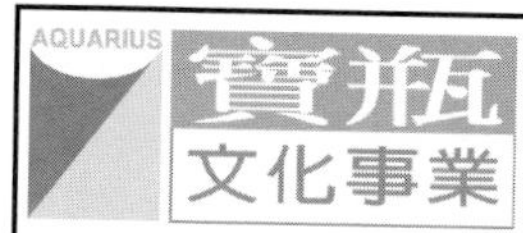

愛書人卡

感謝您熱心的為我們填寫，
對您的意見，我們會認真的加以參考，
希望寶瓶文化推出的每一本書，都能得到您的肯定與永遠的支持。

系列：Catcher 110　書名：我期待過動兒被賞識的那一天

1.姓名：＿＿＿＿＿＿＿＿　性別：□男　□女

2.生日：＿＿＿年＿＿＿月＿＿＿日

3.教育程度：□大學以上　□大學　□專科　□高中、高職　□高中職以下

4.職業：＿＿＿＿＿＿＿

5.聯絡地址：＿＿＿＿＿＿＿＿＿＿＿＿＿＿＿＿＿＿＿＿

聯絡電話：＿＿＿＿＿＿＿＿　手機：＿＿＿＿＿＿＿＿

6.E-mail信箱：＿＿＿＿＿＿＿＿＿＿＿＿＿＿

□同意　□不同意　免費獲得寶瓶文化叢書訊息

7.購買日期：＿＿＿年＿＿＿月＿＿＿日

8.您得知本書的管道：□報紙／雜誌　□電視／電台　□親友介紹　□逛書店　□網路　□傳單／海報　□廣告　□瓶中書電子報　□其他

9.您在哪裡買到本書：□書店，店名＿＿＿＿＿＿　□劃撥　□現場活動　□贈書　□網路購書，網站名稱：＿＿＿＿＿＿　□其他＿＿＿＿＿＿

10.對本書的建議：（請填代號　1.滿意　2.尚可　3.再改進，請提供意見）

內容：＿＿＿＿＿＿＿＿＿＿＿＿

封面：＿＿＿＿＿＿＿＿＿＿＿＿

編排：＿＿＿＿＿＿＿＿＿＿＿＿

其他：＿＿＿＿＿＿＿＿＿＿＿＿

綜合意見：＿＿＿＿＿＿＿＿＿＿＿＿＿＿＿＿＿＿＿＿＿＿＿＿

11.希望我們未來出版哪一類的書籍：＿＿＿＿＿＿＿＿＿＿＿＿＿＿＿＿

讓文字與書寫的聲音大鳴大放

寶瓶文化事業股份有限公司

（請沿此虛線剪下）

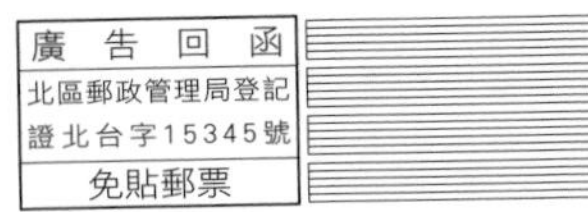

寶瓶文化事業股份有限公司收

110台北市信義區基隆路一段180號8樓
8F,180 KEELUNG RD.,SEC.1,
TAIPEI.(110)TAIWAN R.O.C.

（請沿虛線對折後寄回，或傳真至02-27495072。謝謝）